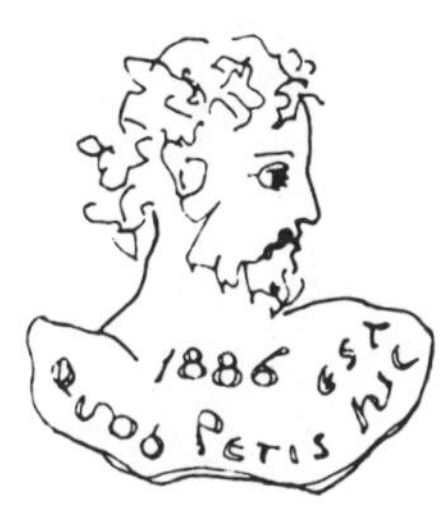

中公新書 2698

黒木登志夫著

変異ウイルスとの闘い

——コロナ治療薬とワクチン

中央公論新社刊

はじめに

たとえば、これから50年後、いま20歳の人たちは、コロナのときどうやって生活していたの、怖くなかったの、と孫から聞かれるかもしれない。おそらく、後世の人たちは、２０２０年からの数年間を「コロナの時代」と書くであろう。

そうだ。われわれは、いま歴史的な「コロナの時代」に生きているのだ。それも、２年以上も。コロナに翻弄され、楽しみを奪われ、それでも、家にこもりながらも小さな喜びを見いだし、家族と共に生きている。あのときは大変だったが、どこに行くのにもマスクをして、ワクチンも打って気をつけていたから、大丈夫だったんだよ、と孫たちに少し自慢げに話すかもしれない。

この２年間を振り返ると、時間の区切りもないまま、あまりにも多くのことが押し寄せ、記憶は錯綜し、いつ何があったのか、はっきりと思い出せないことが多い。２０２０年の前半はワクチンもなく、それどころかＷＨＯのテドロス事務局長がワクチンの開発は無理だという悲観的な見通しを語るほどであった。特効薬もなく、致死率は高く、かなりの恐怖感を覚えていた。しかし2020年の秋になると、ワクチンが驚くような速さ、開発者たちが「光速」と呼んだスピードで完成したというニュースを耳にし、少しは安心した。

それでも、2020年12月30日に、東京の感染者が1300人を超えたというニュースは、ショッキングだった。私は直ちに正月のレストランの予約を解約したほどである。しかし1300人という数は、それから8カ月後の第5波、1年後の第6波と比べると、嵐の前触れのような、ちょっとした高波に過ぎなかった。

ワクチンはなかなか届かなかった。政府と行政のまずい対応のためもあり、長い人は電話とコンピュータで繰り返し接続を試み、5日目にようやく予約できたという。同じことは、2022年2月のブースター接種でも繰り返された。われわれは、学習能力の低い行政にあきれながらも、次第に慣れてきた。

2021年暮れの経口薬開発のニュースは、それを紹介するサイエンス誌が「ゲームチェンジャー」と呼んだように、待ちに待っていたニュースであった。発症して5日以内くらいに飲めば、入院のリスクも死ぬ恐れもなくなるというのだから、素晴らしい。すでにコロナのワクチンはインフルエンザワクチンよりもずっと優れているので、この薬によってコロナはインフルエンザに近づくかもしれないという、希望さえ生まれてきた。

しかし、心配もあった。アルファ、デルタ、オミクロンとウイルスの変異株をあらわすギリシャ文字が変わるたびに、波の高さが、まるで繰り返し押し寄せる津波のように高くなっていった。テレビでは毎日、朝、昼、晩と棒グラフで、それを教えてくれる。チャンネルを回してもどこでも棒グラフだ。80年を超える人生で、こんなに棒グラフを見たことはない。

この2年間、感染は増えたが致死率は減ってきた。その理由は、ウイルス自身の変化とワクチンの効果の両方がある。ワクチンが誘導した中和抗体は時間と共に減少するので、感染防御効果は低下する。一方、ワクチンによって誘導されたキラーT細胞は維持されるので、病状の進行は抑えられる。ウイルス自身も、致死率の低い方向に変異していることがオミクロン株で明らかになってきた。これは、ウイルスの進化（evolution）ではなかろうか。楽観論かもしれない。しかし、「進化」に救いを求めたくなるのは、私だけではないだろう。

棒グラフに慣れてきたと同時に、われわれは自粛生活に飽きてきた。ヨーロッパで起きた全面解禁の波が、東や南に押し寄せている。いっぺんに解禁して本当に大丈夫だろうか。

いまの状況は、この2年間の経験から、「終わりの始まり」ではないかと私は思っている。もちろん、まだ「始まりの終わり」かもしれないし、最悪の場合は、「終わりなき始まり」かもしれない。この本の最後に、いくつかのシナリオについて考えてみよう。

他方でコロナは、われわれに考える時間と機会をくれた。コウモリについて考えると自然破壊に気がつき、自宅で自粛していると家族の大切さに気がつき、オンライン会議はこれまで無駄な対面会議がなんと多かったかについて教えてくれた。この教えをこの後のポストコロナの時代にどのように生かしていくのか。それがコロナ世代の宿題である。

私は、1年半前の2020年12月に『新型コロナの科学――パンデミック、そして共生の未来へ』という本を、同じ中公新書から出している。コロナの最初の年に出した本だけに、当時知りえた新型コロナのすべてについて、分かりやすく書いたつもりである。本書の副読本として、参考にしていただければ幸いである。

なお、日本で広く使われている「新型コロナウイルス」は、感染症法で定められた正式名称である。国際ウイルス分類委員会は、SARSウイルスの姉妹種であるとして〝SARS-CoV-2〟と名付けた。本書では、多くの文献の用例にならい、その略称として〝CoV-2〟を用いることにした。文脈によっては、コロナあるいは新型コロナという名称も併用している。

CoV-2によって生じた病気は、本来であれば「新型コロナウイルス感染症」と呼ぶべきであるが、いまは日本でもこの名称を使う人は少ない。WHOは、この病気を〝COVID-19〟と命名し、国際的に定着している。本書では、〝COVID〟と略することにした。

［コラム0－1］ウイルスと変異の基礎知識

この2年間、新型コロナウイルスの電子顕微鏡写真や模式的な絵を見ない日はないくらいであった。その大きさは、直径1万分の1㎜程度。非常に小さいことがウイルスの特徴である。加えて、自分だけでは増えられないことも、ウイルスがウイルスである大事な性質である。つまり、ウイルスは遺伝情報をもっているが、その情報を基にタンパクを作り、自分自身を複製するためには、細胞のタンパク合成工場を借りなければならないのだ。ウイルスのもっている遺伝情報にはDNAとRNAがある。この本の主人公の新型コロナウイルス＝CoV－2は、RNAウイルスである。

DNA上の遺伝情報はメッセンジャーRNA（以下mRNA）に転写され、さらにアミノ酸に翻訳されてタンパクとなる。CoV－2は遺伝情報をmRNAの形でもっているので、ウイルスゲノムそのものがタンパクの遺伝情報をもっていることになる。DNAはお互いに相補的な2本のDNA鎖からできているので、1本に変異が起きても、向かい合う鎖によって補正できるが、1本鎖のmRNAには補正してくれる鎖がない。このため、CoV－2は変異が起きやすいという、困った性質をもっている。

DNAの遺伝暗号は、DNA鎖の上に並ぶ4種類の塩基ATGCのうちの3つの組み合わせで決まる。ＡＴＧＣがｍＲＮＡに転写されるときには、ＡＴＧＣのうちのＴ（チミジン）がＵ（ウリジン）に変わる。ｍＲＮＡ自身は非常に不安定で、身体のなか、細胞のなかに入っても、分の単位でしか保たない。しかし、ウリジンをシュード・ウリジンという少し変わった形に変えると安定することを、カリコーとワイスマンが発見した（コラム３－１）。それが、ｍＲＮＡワクチンの開発を可能にした（第3章）。

がん細胞は、倍々で指数関数的に増える。しかしウイルスに比べると、がん細胞は非常に慎ましい増え方である。ウイルスは細胞のなかに入ると爆発的に増えて、細胞から放出される。それが飛沫やエアロゾルになって空気中に飛び出し、感染を広げるのだ。ＣｏＶ－２に新しい変異ウイルスができるたび、数カ月のうちに世界中に広がるのも、この困った増殖のためである。

ウイルスを増やすためのホスト細胞として、世界標準となっているのは、ベロ（Vero）細胞である。千葉大学の安村美博によって、１９６２年にミドリザルの腎臓から樹立されたこの細胞がなければ、すべてのウイルス研究は大分遅れたことであろう。

ウイルスの変異には、いくつかの原則がある。これから説明する前に、まずその原則を理解しておこう。

- RNAウイルスは変異しやすい：RNAウイルスは、DNAウイルスに比べると変異しやすい。CoV－2は、ひと月に2回程度変異する。
- 変異は複製しているときに起こる：したがって、感染者が多いと変異ウイルスが出現しやすい。
- 変異は修正することができる：ウイルスのなかで、コロナウイルスグループは変異を修正する遺伝子をもっている。
- 変異は受け継がれる：変異は、複製した次世代に受け継がれる。
- 変異はランダムに起こる：変異のタイプ、場所などは原則としてランダムである。
- 変異は中立である：変異は、特別の指向性をもっているわけではなく、中立である。
- 大部分の変異は意味がない：大部分の変異は意味がなく、ウイルスには何の変化も起こらない。
- より環境に適した変異が生き残る：CoV－2の場合、より感染に有利なウイルスが生き残ることになる。

DNAとRNAは情報に過ぎず、機能を持っていない。変異が意味を持つためには、タンパクが変わらねばならない。タンパクは20種類のアミノ酸の配列でできている。遺伝子暗号はアミノ酸に対応しているので、暗号の変化がアミノ酸に反映し、さらにタンパクに反映して、その生理的機能が変わり、「変異」となるわけである。

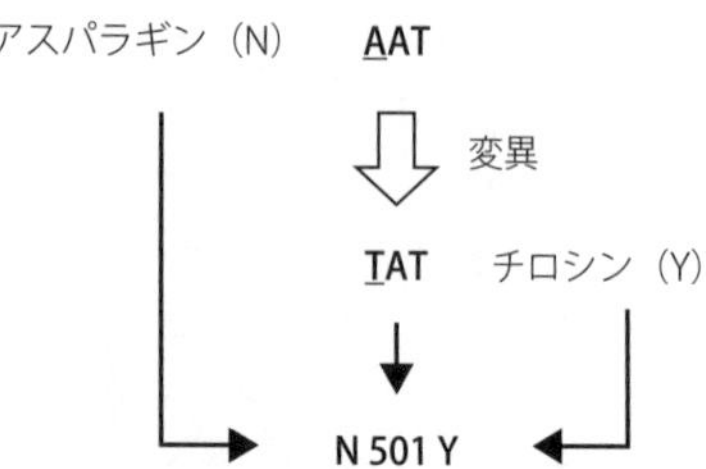

図0-1　N501Y変異

501番目のアミノ酸の遺伝子暗号AATがTATに変異したため、アミノ酸はアスパラギンからチロシンに変異する

　変異のあらましについては、前著『新型コロナの科学』でも、マイク眞木の『バラが咲いた』の歌詞を例に説明した。『バラが咲いた』の歌詞は、なぜか3文字ずつで切れるので、遺伝子暗号を説明するのにちょうどよい。たとえば、「バラガ」が「バカガ」に変わると、暗号の意味が変わり、アミノ酸が変わり、タンパクが変わることになる。つまり、たった1文字の違いが、ウイルスの性質を変えてしまうのだ。

　変異の表記には、ルールがある。たとえば、アルファ、ベータ、ガンマに共通しているＮ５０１Ｙは、５０１番目のアミノ酸の遺伝子暗号ＡＡＴの最初のＡに変異が入ってＴになり、ＴＡＴになると、もともとのアスパラギン（Ｎ）がチロシン（Ｙ）に変わる。

これをN501Yと表現する。NがYになると、親水性から疎水性になり、ACE2レセプターとの結合性が高まり、感染力が強くなると理解されている（図0－1）。

目次

変異ウイルスとの闘い

第1章　パンデミックは続く、変異も続く

厭な世になりましたねと面影の単衣の母につぶやいてみる　池田和彦

父母はコロナ無き秋空にをり　河野紘二

1　変異ウイルスは忘れないうちにやってくる

なぜ、波状攻撃なのか

COVIDのパンデミックは、2021年で終わらなかった。ワクチンができたのにもかかわらず、感染者も死亡者も増え続けた。パンデミックが始まって以来、2022年1月31日までに、世界の感染者は2億8865万人、死亡者は544万人に達する。この2年間で、地球上の人間78・5億人の3・7%が感染し、0・07%が死亡したのだ（致死率1・88%）。

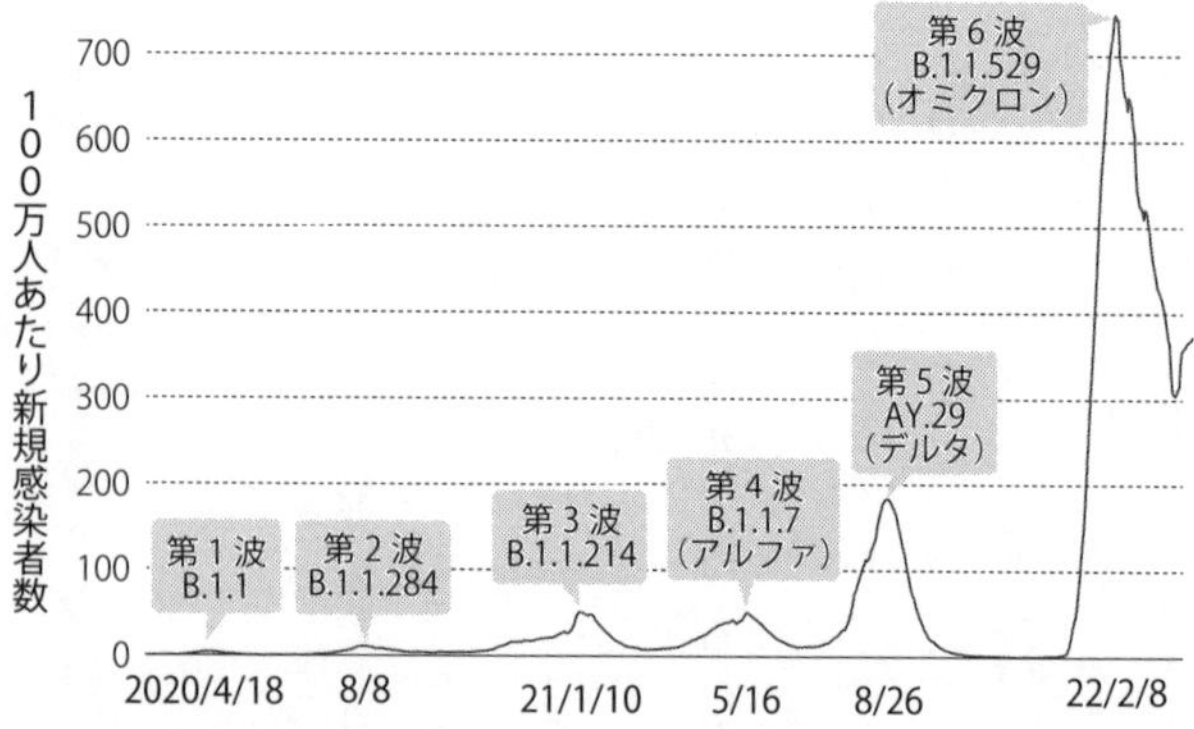

図1-1　日本の感染の波

第１波から第６波まで、６つの変異ウイルスが感染を広げ、感染の波は追うごとに高くなっていった。７日間移動平均。横軸はそれぞれの波のピーク日時を示す。2022年４月８日現在（資料：Our world in data）

おそるべし、COVID。

COVIDは、コンスタントな速度で増え続けたのではない。感染が急に増え出したかと思うと減り始め、収まったと思って安心していると、忘れないうちに次の変異ウイルスがやってくる。日本は、この2年間に6回にわたる波状攻撃を受けた（図1-1）。それにしてもなぜ、「波」になるのだろうか。

波になるのは、感染症解析の古典的な数学モデルであるカーマック・マッケンドリック（Kermack-McKendrick）の方程式で説明できる。感染者（I）が増えれば、感染予備軍（S）が減り、ついで感染者は治っていく（あるいは死ぬ）ため、治癒した人（R）が増える。SとRの間にあって、Iは、ひとつのピークを作ることになる。この微分方程式が発表されたのは１９２７年。それ以来、いくつかの改良が試みられたが、基本的な考えには変わりがない。

感染が広がるときは、指数関数的に感染者は増えていく。ひとりが平均して何人に病気をうつすかは、実効再生産数（Rt：Effective reproduction number）で示される。ピークを迎えて減少するときも、指数関数的に増えてきた感染者が治る（あるいは死亡する）ので、指数関数的に減っていくことになる。上り坂と下り坂を定量化するときには、倍加日数と半減日数を計算すればよい。倍加日数より、半減日数は10〜30％大きくなるので、上り坂よりも下り坂の方が少し緩やかになる。

なぜ、波を繰り返すのであろうか。感染者が治り、あるいは死亡すれば感染者は減る。そのとき、感受性のある人（Ｓ）が残っていれば、感染者はゼロにならず、再び感染が繰り返される。新しい変異ウイルスが入ってくれば、感染が増えてくる。みんなが免疫をもてば、感染はゼロに近づき、ついには止まるであろう。あるいはウイルスに致命的な変異が起これば、感染はどんどん減っていく。実際、デルタ株による第５波のとき、東京都の感染者は一桁まで下がった。これで終わりかと喜んでいたら、オミクロン株が入ってきて、とんでもない勢いで増え出した。第５波、第６波については、項を改めて分析することにする。

波ごとにウイルスが変わる

なぜ、感染は、いくつもの波を繰り返すのであろうか。波ごとのゲノム検査の結果を国立感染研が発表している。[1] その結果、それぞれの波は、次に示すように、それぞれにユニークな変異ウイルスによるものであることが分かった（図1-1）。

- 第1波：B．1．1
- 第2波：B．1．1から派生したB．1．1．284（日本独自株）
- 第3波：B．1．1から派生したB．1．1．214（日本独自株）
- 第4波：B．1．1から派生したB．1．1．7（アルファ株）
- 第5波：B．1．617．2（デルタ株）から派生した亜株AY．29（日本独自株）
- 第6波：B．1．1．529（オミクロン株）から派生した亜株BA．2

（BA．2、AY．29などはPANGO系統。アルファ株などはWHO分類）

実は、第1波の前、2020年2月に小さいピークがあった。このピークは低い山だったので、縦軸を対数にしないと分からない。ピーク1の前衛の山は、実は武漢由来のウイルスであった。武漢由来のウイルスは、3月にヨーロッパ由来のウイルスが入ってくると、置き

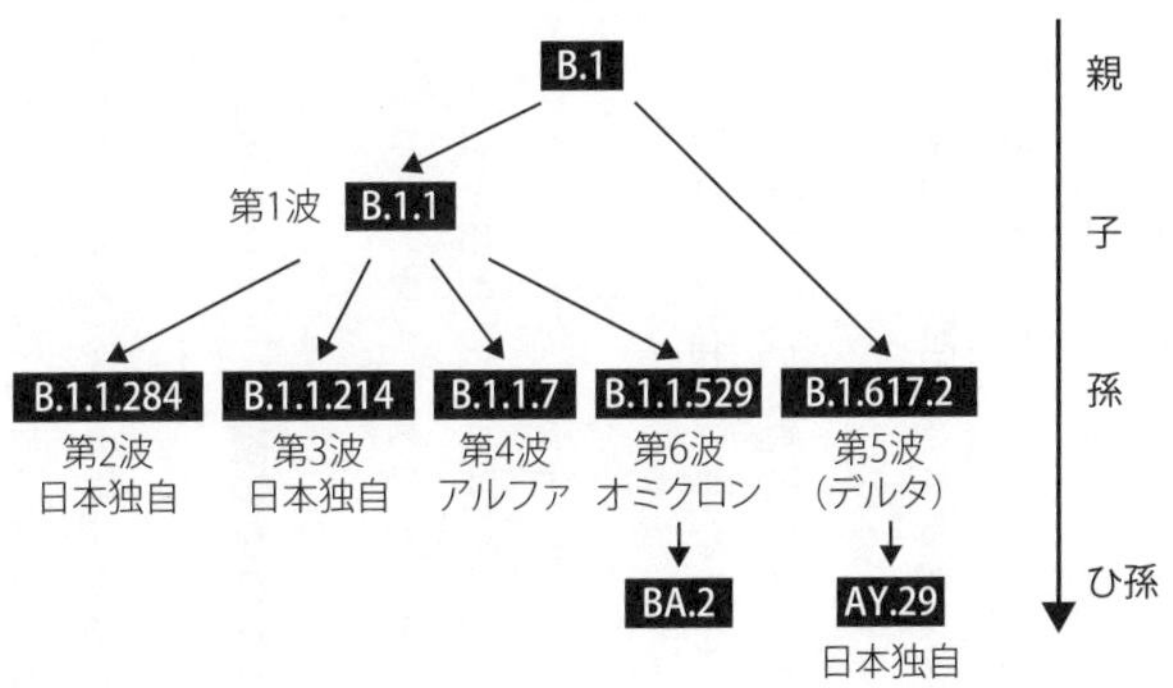

図1−2　第1波から第6波までの変異ウイルスの系統樹
ウイルス名はPANGO系統とWHO分類で記載している（コラム1−1）。PANGO系統では、ウイルスの変異が進むとドットで示すので、このような系統樹で理解することが可能である（著者原図）

換えられた。

第1波から第6波までの変異ウイルスの親族関係を、図1−2に示した。PANGOの家系を示す膨大なリストを見ると、第2波、第3波、第5波の変異株は日本以外には記載がないことから、日本独特の株であることが分かった。[2]

波が変わるときには、ウイルスも変わる。しかし、そのメカニズムはよく分からない。たとえば、前の波が消えたのは、そのウイルスに感受性のある人がいなくなったためなのか、あるいは、ウイルスに何かが起こったのかもしれない。もし、前のウイルスが残っていたのであれば、次のウイルスは、先住者を淘汰するくらい感染力が高いと推測される。実際、選択淘汰のメカニズムは、第5波、第6波のときに見られた。以下では、具体的な例として、第5波のデルタ株と第6波のオミクロン株の感染を詳細に検討しよう。この2つの分析から、これから先の波も見えてくるはずである。

［コラム1-1］ 複雑なCoV-2分類

コロナウイルスの分類と名前はかなり複雑である。現実には、WHOのギリシャ文字分類を知っていれば話について行けるのだが、PANGO系統もウイルスのファミリーヒストリーを理解する上では重要である。

WHOの分類①——VOC、VOI、VUI

WHOは公衆衛生の立場から、CoV-2の株を次の3つに分けた。[3]

- VOC：懸念されるべき変異株（Variant of Concern）：感染性、重篤度などで問題が懸念される株。アルファ、ベータ、ガンマ、デルタ、オミクロンが相当する。
- VOI：注目すべき変異株（Variant of Interest）：感染性、重篤度などに影響を与える可能性が示唆される株。カッパ、ミュウなどが相当する。

・VUI：研究中の変異株（Variant under Investigation）

WHOの分類②——ギリシャ文字分類

いくつも変異株が現れ、それぞれに、イギリス株、インド株などの名前がつくようになった。しかし、国際機関であるWHOとしては、そのような特定の国の名前は望ましくないため、ギリシャ語名を提案した。[3] 現在、最も使われている名称。

PANGO系統

PANGO系統（Phylogenetic Assignment of Named Global Outbreak Lineages）は変異系列による命名である。[4] アルファベットと数字の組み合わせのため複雑に見えるが、ドットで進化の世代が変わることを理解していれば、系統をたどることができる。しかし、変異を繰り返し4代目（ひ孫）になると、関係のないアルファベットに改名してしまう点が混乱を招く。たとえば、デルタ株B.1.617.2は、B.1（親）がB.1.617（子）になり、さらにB.1.617.2（孫）と3代変異したことを意味している。その次のひ孫の代になると、AYという名前に変わる（図1-2）。AYには特別な意味はないし、PANGO系統の膨大な家系図で探さないと、どこのひ孫かも分からない。A

Y.29については、次節で詳しく述べる。

GISAIDデータベース

GISAID（Global Initiative on Sharing Avian Influenza Data）は、２００８年に創設されたトリインフルエンザウイルスゲノム一次資料のデータベースである。[5] CoV-２の登場により、トリインフルエンザ以外のデータについても、重要な一次資料が蓄積されている。オープンアクセスなので誰でも利用できる。このデータベースを用いて、AY.29が見つかった。

---

2 第5波、AY.29デルタ株

アルファ株からデルタ株へ

２０２１年5月のインドのコロナ感染はひどかった。ピーク時には1日に40万人が感染し、４０００人が死亡した（実際にはもっと多かったのではと言われている）。感染しても入院すべき病室がない、呼吸が苦しくても酸素がない。その上、火葬する場所もなく、積み重ねた薪で遺体を焼く「野火送り」となった（地元の人にとっては聖なる儀式なのかもしれない）。この

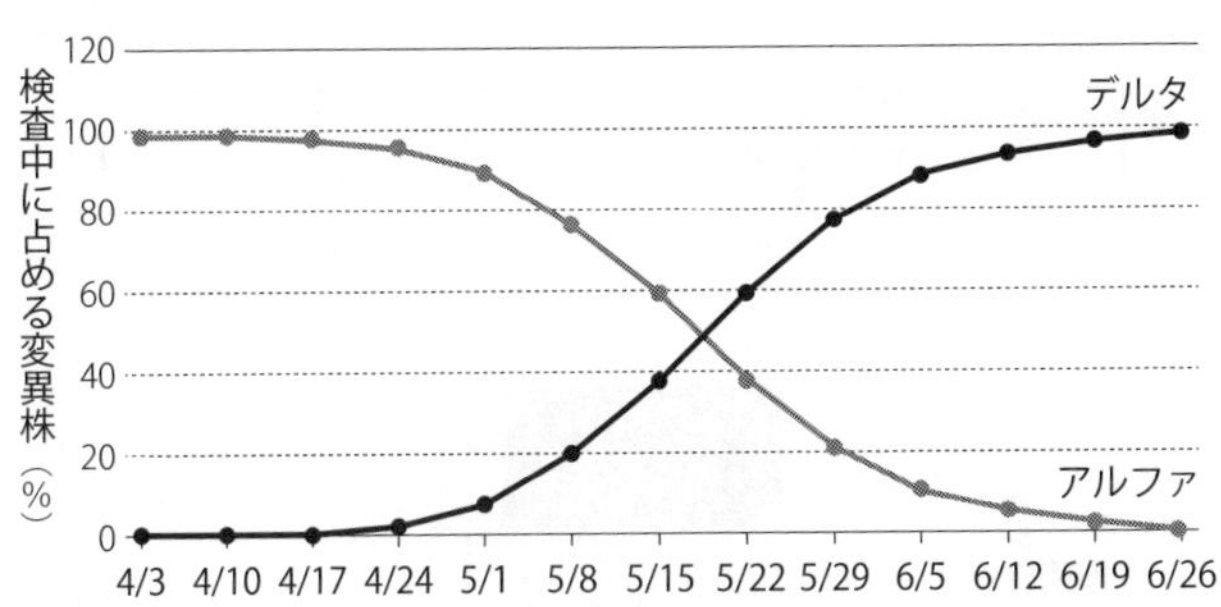

図1‒3　イングランドにおけるアルファ株からデルタ株への入れ替え(6)

わずか2カ月の間にアルファ株はデルタ株に完全に置き換えられた（イギリスのサンガー研究所の解析データに基づき作図）

ときのウイルスがインド株、のちのデルタ株（B．1．617．2）である。

デルタ株は、2020年の終わりにインドで発見されていたが、その感染性が強いことが分かったのは、2021年5月のインドとイギリスでの大流行であった。旧植民地であるインドのウイルス株は、かつての宗主国のイギリスを完全に占領した。図1‐3に見るように、2021年4月17日にはイングランドのデルタ株感染者はわずか0・7％に過ぎず、99％はアルファ株であった。それが2カ月後には、デルタ株に置き換えられてしまった。[6] その頃、6月11～13日にイギリスのコーンウォールでG7サミット会議が開かれたが、幸いなことにデルタ株をおみやげに帰国した首脳はいなかったようだ。

6月末、世界はすでにデルタ株に支配された。日本も例外ではなかった。日本の5～6月期の第4波はア

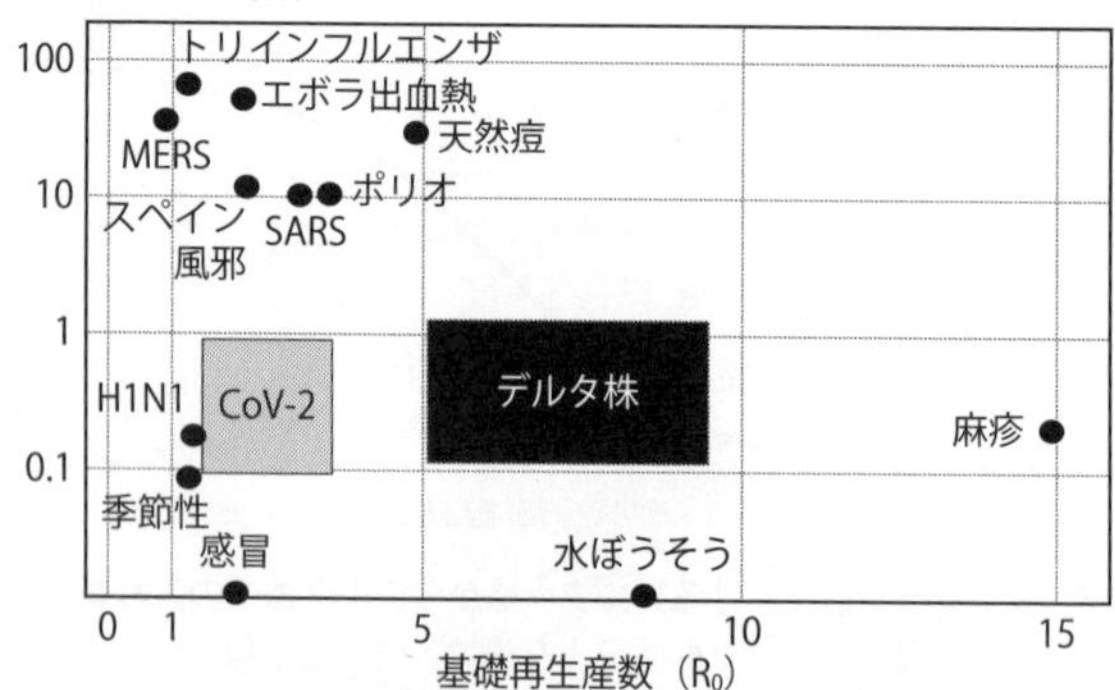

図1－4　主な感染症の基礎再生産数（R0）と致死率の関係

CDC内部文書から(7)。デルタ株はそれまでのCoV-2から大きく右に移動し、基礎再生産数は5.0－9.5の間となった。しかし、致死率には大きな変化はない

ルファ株であったが、8～10月期の第5波はデルタ株で占められていた（図1－1）。後述するように、これは実際にはデルタ株の亜株であったことが後に明らかになった。

天然痘より強い感染力

2021年7月30日付のNYタイムズの記事『デルタ株は水ぼうそうと同じ感染性をもつことをCDC内部文書が報告』には驚いた。[7] CDC（アメリカ疾病予防管理センター：Centers for Disease Control and Prevention）の内部文書（パワーポイント）の1枚が、図1－4である。デルタ株は、従来のCoV－2よりもはるか離れたところにある。基礎再生産数（R0：Basic reproduction number）は、2～3から、5～9・5に上昇している。変

異でR0がこんなに上がることは普通には考えられない。まるで、別のウイルスである。水ぼうそう並みといわれたときには、ピンとこなかったが、天然痘（R0＝5）よりも強いと知ると急に恐ろしくなる。R0が5とすると、集団免疫に必要な免疫獲得者数は80％に達する。デルタ株に対する集団免疫は非常に困難であることが分かった（図1－5）。

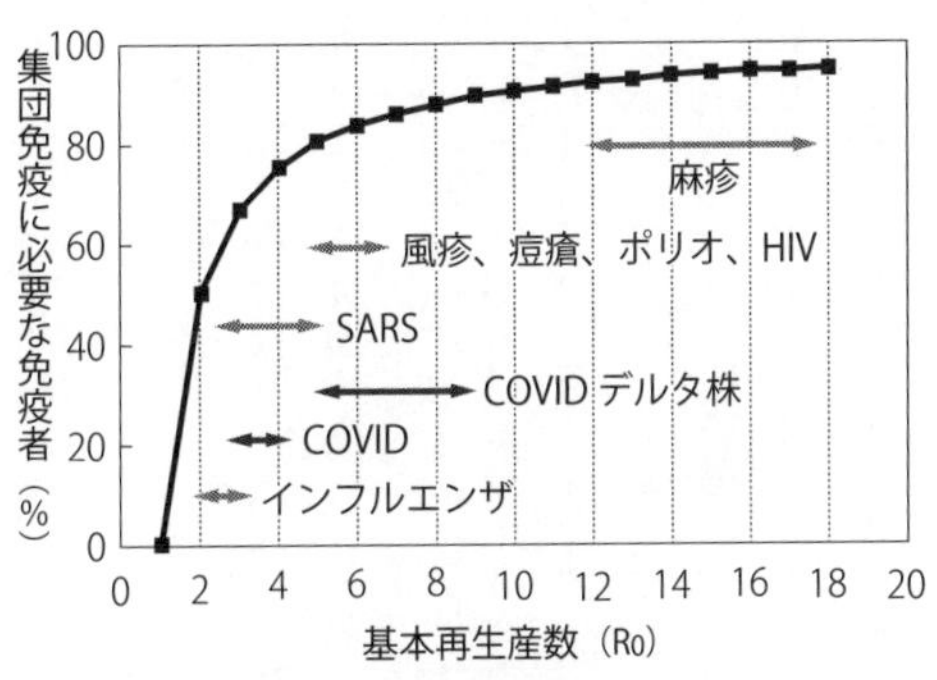

図1－5　R0と集団免疫成立の関係(7)
デルタ株のR0が5.0－9.5とすると、80－90％の人が免疫をもたないと集団免疫が成立しないことになる

CDCの内部文書によると、デルタ株に感染した人はウイルス量が数倍多く、ウイルスの排出期間（＝感染期間）も18日に及ぶという。いわば、デルタ株はそれ自身がスーパースプレッダー（高いウイルス感染力をもつ患者）のような変異株ということになる。さらに、国によって数値に多少の差はあるが、デルタ株は、アルファ株よりも、入院リスクが2倍、ICUで治療を受けるリスクは4倍ほど高いという。第5波だけで90万人が感染した。

デルタ株の感染力に驚いたCDCはそれまでのマスク不必要という方針を撤回し、マスクを着用するよう国民に呼びかけた。

デルタ株の変異

デルタ株はなぜ、これほど感染力が高いのだろうか。デルタ株のスパイク遺伝子の主な変異は次の4カ所である。

- D614G：2020年の初めに同定された、感染力の強い株に共有されている変異。[8]
- L452R：スパイクタンパクのレセプター結合領域の変異。デルタ株特有の変異であることから、この変異がPCRで陰性であれば、ほか（たとえばオミクロン株）を疑うといった選別にも使われている。
- T478K：スパイクタンパクのレセプター結合領域の変異。
- P681R：ウイルスが細胞内に入るときに必要なタンパク分解酵素の作用点の変異。東大医科研の佐藤佳らは、この変異によって感染性が上昇し、ハムスターを用いた実験で病原性が増加していることを報告している。[9] アルファ株にもこの部位に変異があるが、P681H変異のため、効果が低いと思われる。

このような変異の相乗効果として、デルタ株の高い感染力が生じたのであろう。

3 第5波はなぜ急速に減少したのか

感染者は99%以上減少

2021年夏、第5波の棒グラフを見るたびに不安を覚えていた。感染者がすごい勢いで増えている。計算したところ、第5波の倍加日数は5・8日。第5波だけで、これまでの感染者の半分以上（52%）を占めている。第5波のすごさが分かる。[10]

ところが、8月下旬を境に一転下降に転じた。半減日数は8・8日であった。8月20日には、ほぼ2万6000人であった全国の感染者数は、9月11日には1万人を切り、10月3日にはついには1000人以下にまで下がった（図1-1）。東京の感染者も8月中旬には5770人から、10月下旬から正月までは20人以下になった。11月初旬には全国も東京都も、第5波のピークから99・6%も下がったことになる。[10,11] こんなことがあり得るのだろうか。

尾身分科会会長は、第5波が急速に収まりつつある理由として次の5項目を挙げた。

・人流の減少

・ワクチン接種
・医療逼迫の改善
・気象条件
・病院、介護施設感染者の減少

しかしこれらの因子には説得力がないし、理論的にも無理である。全部をあわせても、「合わせ技一本」にはならない。ただひとつ可能性がありそうなのは、ワクチン接種であるが、これにも無理がある。フル（2回）に接種した人が60％（当時）、ブレークスルー感染（第4章）を20％とすると、感染に感受性のある人は52％になる。

つまり、半数は感染してもよいことになり、「高止まり」になるはずである。日経新聞のインタビューで、舘野一博（東邦大学教授）はワクチンによる集団免疫で説明していたが、基礎再生産数を考えると無理筋である[11,12]（図1－5）。

残るは、ウイルスに何かが起こった可能性である。ゲノム解析により、意外なストーリーが見えてきた。

第5波はデルタの亜株AY.29

第５波はデルタ株によるものと信じられていたが、新潟大学の阿部貴志と国立遺伝学研究所の有田正規は、国立感染研からＧＩＳＡＩＤ（コラム１－１）に登録されている６万近いゲノムを詳細に調べ直した。その結果、第５波は２つの新しい変異（Ｃ５２３９Ｔ、Ｔ５５１４Ｃ）をもつデルタ株の亜株（Sub-lineage）であることを発見し、ＡＹ．29としてＰＡＮＧＯに登録した[13]（図１－２）。しかもＡＹ．29は、日本以外では見つかっていない、日本独自の株であるというのだ。

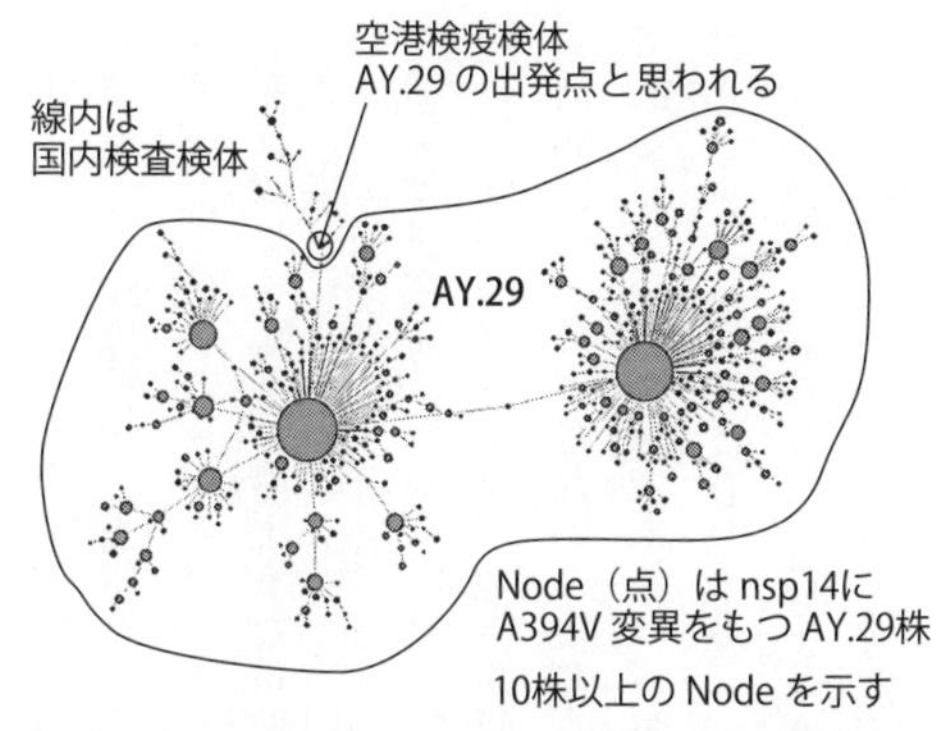

図1－6　日本国内のデルタ株５万8446件の分析結果

線の内側が日本国内で分離された株。矢印は空港で検出された AY.29（おそらくインド起源）。これが起源となって、日本国内に AY.29が拡散した。10株以上の Node のみを示す（提供：井ノ上逸朗教授）

国立遺伝研の井ノ上逸朗によると、ＡＹ．29の出発点となったのは、空港検疫で発見されたインド人ではないかという。それが、日本国内に入り、図１－６のように広がった。第５波の最中の７月と８月にゲノム解析をした結果、ＡＹ．29は、それぞれ93・２％、94・２％に達していた。この間、東京オリンピック、パラリンピックが開かれていたが、オリンピック開催に伴い持ち込まれたウイルスはないという。これは、オリンピックを強引に進めた菅義偉首相（当時）とIOCのバッハ会長にとってはよいニュースのはずだ（オリンピック問題については後述）。

それにしても、このような重要な発見が、なぜ、新潟大学と国立遺伝研で行われたのか。ゲノムの分析は、現代生物学の基幹技術なので、どこの大学でも行っている。なかでも、国立遺伝学研究所（三島市）は、ゲノム分析の中枢である。ところが、CoV-2のゲノムに関しては、国立感染研、地方衛研などの厚労省関係の研究機関が独占的に分析をしていて、原則的にほかに出さない。縦割り行政の典型である。ゲノム解析が遅れがちなのはこのためである。しかし本来であれば、日本で行われたゲノム解析データは、国立遺伝研の「日本DNAデータバンク（DDJB）」に登録するはずであるが、国立遺伝研を飛び越して、GISAIDに登録された。GISAID登録データはオープンなので、誰でも分析できる。そこで、新潟大学と国立遺伝研のチームがそのデータを分析し、国立感染研も気がつかなかった、日本独自のAY.29を探し出したというわけである。

私は、かねてから、ゲノム解析には、大学の力を使うべきだと主張していた。国立感染研が中心になり、大学を加えてコンソーシアム（共同事業体）を作れば、もっと効率が上がり、分析も進むはずである。実際、イギリスでは、ゲノム解析に伝統のあるサンガー研究所が中

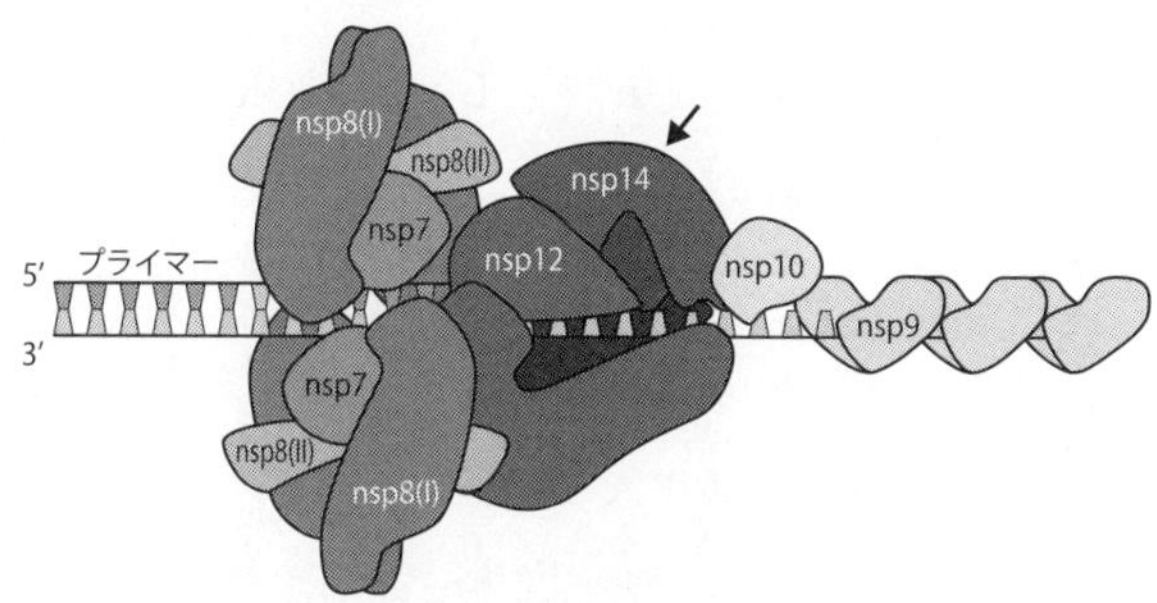

図1-7　コロナウイルスのRNA複製酵素群
16の遺伝子のタンパクがひとかたまりの酵素として働く。その中でnsp14（矢印）は修復の役割を担っている(14)

心となり、多くの大学とコンソーシアムを作っている。

ＡＹ．29の修復遺伝子に変異

細胞にとって、エラー修復のメカニズムは大事である。遺伝情報を複製するときにエラーが起こるが、細胞には、エラーを修復する遺伝子があるので、大事には至らないで済む。もし、エラーを修復できないと、変異が蓄積して、がん細胞になったりする。エラーを修復する遺伝子はウイルスにはないものと思っていたところ、例外的にコロナウイルスにはあるという事実を、今回知った。コロナウイルスの修復遺伝子として、ｎｓｐ14がＲＮＡ複製酵素コンプレックスの一員に加わっている（図１－７）。その役割は、間違って複製した塩基を取り除くことである。

国立遺伝研の井ノ上は、ＡＹ．29のｎｓｐ14に変異が入っていることを発見した。次に示すように、ｎｓ

p14の変異は、ほかの株にも入っている。

- B.1.1.214（第3波）：P43L変異
- R.1：P412H変異（R.1は第4波の最初に見られた小さなピーク。日本が70%を占めている）
- AY.29：A394V変異
- B.1.1.529（第6波、オミクロン株）：I42V変異

nsp14に変異が入ると、ウイルスゲノムの複製の際に修復ができなくなり、AY.29はたくさんの変異が蓄積することになる。実際、井ノ上はAY.29にはあらゆる種類の変異型が見られることを確認している。そのなかには、ウイルス自身の生存にも関わる遺伝子もあるであろう。その結果、複製に支障が出たのではなかろうか。第5波が99・9%以上も減少したのも説明がつく。さらに、それを補強する次のような実験も発表されている。

SARSが消えたのもnsp14か

CoV-2出現の10年前、2010年にヴァンダービルト（Vanderbilt）大学のグループは、

SARSウイルスのnsp14に変異が入るとウイルスゲノムに変異が蓄積し、複製が落ちることを報告している。[14] SARSは、2002~03年に多くの犠牲者を出しながらも、急に消えてしまった。その理由として言われているのは、SARSの致死率が高かったため自滅した、あるいは予防策の勝利という、漠然とした説明であった。しかし、2010年の論文は、自滅のメカニズムとしてnsp14変異の可能性を示唆している点で、今日的にも重要である。

同じ研究グループは、2013年に〝Coronaviruses as DNA Wannabes（DNA気取りのコロナウイルス）〟という面白いタイトルの論文（総説）を発表し、nsp14によるコロナウイルス感染症（この場合はSARS、MERS）治療の可能性にも言及している。[15]

4　第6波、オミクロン

第5波の後、しばらく静かな時間が流れていた。あの猛威を振るったデルタ株の息子（あるいは娘）AY.29が、すっかりなりを潜めていた。10月下旬から12月下旬までの2カ月間、東京でも30人以下、全国では200人以下というような感染者の日が続いていた。しかし、AY.29が落ち着いていても他から新しい感染力の強いウイルスが入ってくれば、あっという間に元に戻るであろうことを、われわれは恐れていた。そして、その通りになった。オミクロン（Omicron）株が入ってきたのだ。

オミクロン株は、南アフリカから11月24日に報告され、WHOは2日後に「懸念すべき変異株」に指定した。[16] 2022年3月現在、180カ国に広がっている。[16,17] すごい伝染力である。岸田文雄内閣は、これまでにはない水際対策として、外国人の入国禁止、入国の際の検査、濃厚接触者の隔離などの政策をとったが、実際には抜け穴があった。ひとつは、入国の際の検査が、感度の悪い抗原検査であったため、引っかからない人がいた可能性。もうひとつは、沖縄の感染から分かったことであるが、駐留米軍のいい加減な入国管理である。

12月1日には最初の感染者が入国の際に確認された。これまでの経験から、入国の際に検出されると3週間目に市中感染になると言われていたが、その通り、3週間目の12月22日に大阪で市中感染が発見された。しかし、オミクロン株の感染力を考えると、水際対策により、市中感染は1週間程度遅くなったのではないだろうか。1週間後の12月29日には400人を超え、それからは、図1-1に示すように、急激に増加した。

これまでのCoV-2の感染を見ていると、水際対策には無理があるような気がする。日本のような島国でさえ、どこからともなくウイルスが入ってきてしまう。といって、野放しにしたら、もっと早く入り、国内の感染はさらにひどくなるであろう。世界中に広がったからといって、水際対策をやめるわけにもいかないが、いつから規制を緩くすべきかの科学的

Conserved Spike mutations – A67V, Δ69-70, T95I, G142D/Δ143-145, Δ211/L212I, ins214EPE, G339D, S371L, S373P, S375F, K417N, N440K, G446S, S477N, T478K, E484A, Q493R, G496S, Q498R, N501Y, Y505H, T547K, D614G, H655Y, N679K, P681H, N764K, D796Y, N856K, Q954H, N969K, L981F

Conserved non-Spike mutations - NSP3 – K38R, V1069I, Δ1265/L1266I, A1892T; NSP4 – T492I; NSP5 – P132H; NSP6 – Δ105-107, A189V; NSP12 – P323L; NSP14 – I42V; E – T9I; M – D3G, Q19E, A63T; N – P13L, Δ31-33, R203K, G204R

図1−8　オミクロン株の遺伝子変異
オミクロン株の50以上の変異のどれが感染力増加に関わっているか、病原性に関わっているかは分かっていない(18)

な指標の提示は困難であろう。

オミクロン株は50以上の変異をもつ

人々が驚いたのは、オミクロン株の変異の数である。図1−8に示すように、全ゲノムに52個の変異をもつ。[18] うち、33はスパイクタンパクの変異である。変異が多いと、感染力は強くなると思うかもしれないが、逆もあり得る。変異は、ランダムに起こり、中立なので、これすべてが感染力を増すような変異とは限らない。これほどの変異がありながら、感染力が強くなったという方が、われわれには不思議であった。

これまでのゲノム解析から、CoV−2には、1カ月に2カ所の変異が入る程度のスピードであることが分かっている。とすると、50カ所に変異が入るのには、大体25カ月くらいかかることになる。オミクロン株の変異が2020年初めから始まったとすれば大体計算が合うことになる。しかし、２０２１年11月まで、発見されなかったのも不思議である。

がん細胞並みの感染者の増え方

オミクロン株は１・５～３日の倍加時間で増えるというジョンソン首相の発言をニュースで聞いたとき、すぐには信じられなかった。こんな速度で増えていくことなど、実験用のネズミのがんならともかく、ヒトのがんでもめったにない。がん細胞以上の速さで、感染者が増えていくなど簡単には信じられなかった。

その根拠になったのは、ＩＣＬ（Imperial College London）のファーガソン（Neil Ferguson）率いるチームの報告であった。[19] 彼らは11月29日から12月11日までの市中感染者のデータを基に、倍加日数を計算した。その結果、倍加日数２日というデータを出した。倍加日数が２日なんて、本当だろうか。にわかに信じられなかったので、日本のカーブ（図１－１）を計算したところ、３日という数字が出た。本当だった。そして、日本でも、フランスでも、

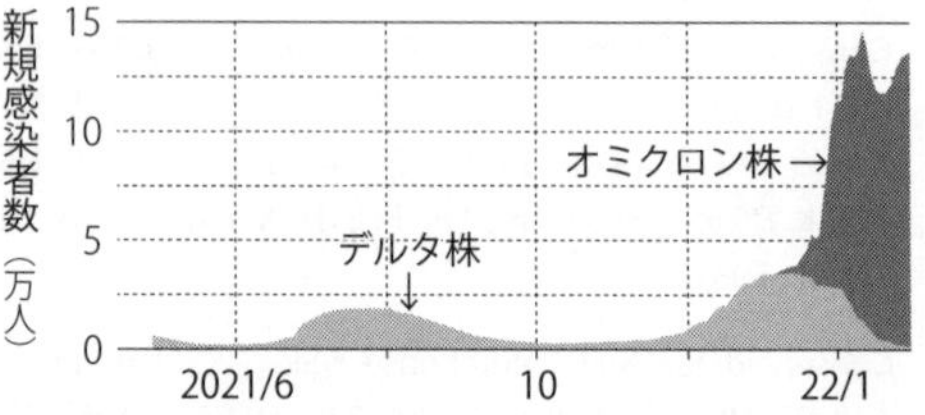

図1−9　2021年８月から2022年２月までのフランスのCoV-2変異ウイルスの推移

２カ月足らずのうちにデルタ株は、オミクロン株に完全に置き換わってしまった(20)

イギリスでも、デルタ株はすべてオミクロン株に置き換わってしまった。図1－9は、フランスのオミクロン株である。出てきてから、わずか1カ月弱で、100%置き換わってしまった（オミクロンの恐るべき侵略である）。

基礎再生産数

感染力を示す一番よい指標は、基礎再生産数（R_0）である。誰も感染していないところに、ひとりの感染者が入ってきたら何人に感染させるかという理論上の数字である。ロンドン衛生・熱帯病研究所のハイバード（Matin Hibberd）によると、最初のCoV－2のR_0が2・5であったのに対し、デルタ株は7以下、オミクロン株は10であるという[21]（ただし、オリジナルの論文が発表されていないので真偽は定かではない）。本当だとすれば、感染力が強いと言われている水ぼうそうよりも強く、しかし、麻疹の18には及ばない数字である。換言すれば、麻疹に次ぐ強力な感染力をもっていることになる。

肺よりも上気道を好む

オミクロン株の特徴も少しずつ分かってきた。これまでのCoV－2と違って、オミクロンウイルスは、肺胞よりも上気道で炎症を起こしやすい。[22] CoV－2は、細胞表面のACE

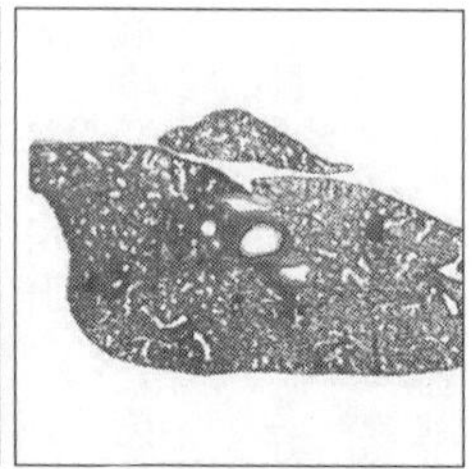

図1－10　オミクロン（左）**と CoV-2の標準株**（**WA1/2020**）**を感染させたハムスターの肺**（弱拡大顕微鏡写真）

オミクロン感染肺は肺胞が保たれ、空気が入っているので明るく見えるが、標準株感染の肺は、肺胞壁に細胞が浸潤しているため、濃く染まっている。空気の入っている肺胞は著しく減少している(23)

２レセプターに結合した後、細胞のもっているタンパク分解酵素、ＴＭＰＲＳＳ２が働いて、細胞のなかに入る。しかし、オミクロン株はＴＭＰＲＳＳ２とうまく結合できない。この酵素は、肺胞上皮にはたくさんあるが、鼻を含めた上気道には少ない。そのため、オミクロン株は、別の方法によって、上気道の細胞内に入り、炎症を起こすことになる。スパイクタンパクの52もの変異のどれかが、このような現象を起こしたのであろう。

　上気道でウイルスが増えるため、飛沫、エアロゾル感染を起こしやすくなり、結果的に感染力が強くなる。さらに、肺で増えないため、肺炎にならず、重症化しないということになる。

　図１－10は、ハムスターへの感染実験における肺の顕微鏡写真である。[23] オミクロン感染の肺は炎症を起こしていないのに対し、ＣｏＶ－２標準株感染の肺は肺炎を起こしているのが分かる。肺のウイルス量を測定したところ、オミクロン株以前のウイルスの10分の１しかな

かった。動物実験では、体重の減少から感染の重篤度が分かるが、オミクロン株に感染したハムスターは体重も減少していなかった。

オミクロン株は高齢者を重篤化する

オミクロン株に感染しても、若い人は重篤化しないし、無症状の感染者も多い。しかし、感染者の絶対数が多ければ、限りあるベッドはオミクロン株感染者でいっぱいになり、医療崩壊が起こる。しかも、高齢者は重篤化しやすいので、入院患者の大部分は高齢者になり、仮に肺炎にならないにしても、持病が悪化すれば死に至る。

オミクロン株の感染者は若い人が多いのに対して、重症者は高齢者が圧倒的に多い。図1-11に示すように、10歳以下の感染者が18%、19歳以下が3分の1を占めている。[24] このため、家庭内で子供から同居する大人、高齢者への感染が多くなっている。感染者の86%は59歳以下であるが、重症者の84%は60歳以上である。国立感染研の調査によると、家庭内二次感染率は自治体によって異なるが、31%〜45%であった。[25] イギリスの研究者は121人を対象に、家庭内感染を測定したところ、オミクロン株はデルタ株よりも3・2倍感染しやすかったという。[26] オミクロン株による家庭内感染から仕事を休まなくてはいけなくなった親が多いというのも頷ける。

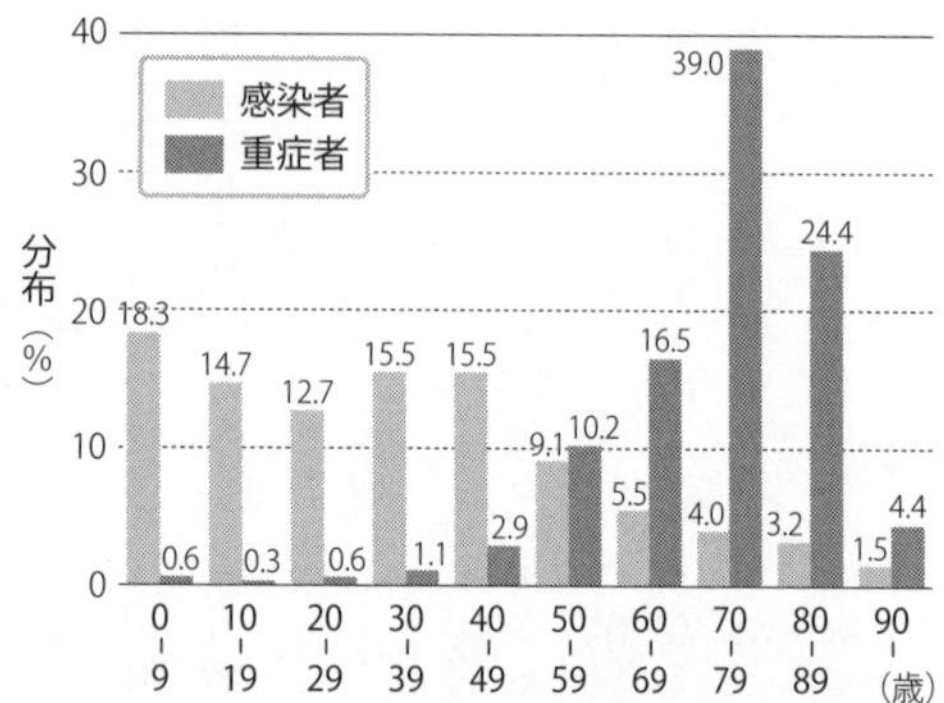

図1-11　オミクロン株の年齢階層別感染者および重症者の分布

59歳以下が感染者の83%を占めているのに対し、重症者の85%は60歳以上の高齢者である。2022年２月16-22日のデータ（厚労省）(24)。（著者原図）

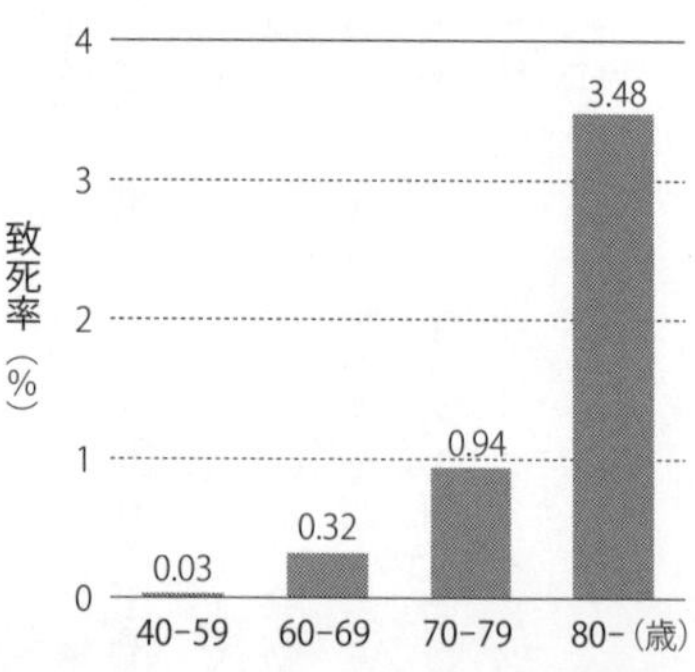

図1-12　オミクロン株の年齢別致死率

60歳以上に死亡者が出始め、80歳以上では3.5%に達する。なお、2022年１月29日から２月10日までのデータなので、ブースター接種を受けた人は少ないであろう(27)

オミクロン株の年齢別致死率を、理論疫学者の西浦博が発表している。[27] 図１-12に見るように、第６波の際の致死率は60歳から高くなり、80歳以上では３・５%に達する。一方、59歳以下は０・03以下であり、インフルエンザよりも致死率が低い。

BA.2亜株

オミクロン株は、ただでさえスパイクタンパクに30以上の変異をもっているのに、さらに8つの変異の加わったBA.2というオミクロン亜株が加わった[28]（図1-2参照）。最初、通常のPCR検査で発見しにくいことから「ステルス変異」といわれたが、検査方式の改良により、発見は困難でなくなった[29]。問題は、BA.2はオミクロン株よりも感染力が30%以上高いことである。実際、多くの国で、もともと感染力の強いオミクロン株を押しのけてBA.2の感染拡大が始まった。日本でも、第6波がピークアウトしたと思っていた頃、また感染者が増えだした。2022年3月初旬には、東京の感染者の50%を占めるようになった。しかし、入院、死亡などの点でオミクロン株より悪くなっているわけではないし、内服薬やブースター接種も効果を発揮している。

オミクロン株はどこから来たのか

オミクロン株は、上述のように、南アフリカが11月に報告している。しかし、50以上の変異を獲得するには、少なくとも25カ月前までさかのぼることになる。その間、発見されなかったというのも不思議である。サイエンス誌の記事によると、次の3つの起源が考えられるという[30]。

①アフリカでは、ワクチンが普及していないため、変異の機会が多い。しかし、ゲノム解析ができる国は南アフリカ以外には少なく、アフリカ南部のどこかに隠れていれば、長く見つからなくても不思議ではない。

②免疫反応が低下した患者の体内で、ＣｏＶ－２感染が長い間持続していた可能性。ＨＩＶで免疫が低下した若い女性の体内で、６カ月以上にわたり感染が続き、変異を蓄積したＣｏＶ－２の分離が、南アフリカから報告されている。

③齧歯(げっし)類などの動物の体内に潜んでいる間に変異が蓄積した可能性。たとえば、アイオワ州のシカの80％はＣｏＶ－２に感染していたという報告がある。[30]

４番目の可能性として、ｎｓｐ14の修復遺伝子に変異が入っていることに注目したが、井ノ上逸朗によると、ｎｓｐ14のＩ４２Ｖ（図１－８）の変異の可能性はないという。

５　ＧＯ ＴＯキャンペーンとオリンピック

ＧＯ ＴＯキャンペーン

新しい強力なウイルスが次々に攻めてくるなか、政府は２つの行事を強行した。いうまでもなく、ＧＯ ＴＯキャンペーンとオリンピックである。パンデミックの最中に、このようなイベントを行ったなんて今となっても信じがたい。

ＧＯ ＴＯキャンペーンは、「新型コロナウイルス感染症緊急経済対策」のための２０２０年度補正予算案（総額16・8兆円）に組み込まれたプログラムである。ＧＯ ＴＯキャンペーンの予算額は、１兆６７９４億円。疲弊した観光業、飲食店、商店街を活性化するための「おまけ」付き事業である。

なぜ、旅行なのか。その理由は明白である。菅義偉官房長官（当時）は観光事業を政策の柱として推進していた。二階俊博自民党幹事長（当時）は、全国旅行業組合協会の会長である。最初は、感染が収束してから実施のはずであったのに、８月中旬になり、それも待ちきれない菅官房長官が１カ月前倒しをした。

ＧＯ ＴＯが旅行に関わる業種の人の救いになったのは確かであろう。実際、旅行に行って得したのは時間とお金のある人たちであった。彼ら／彼女らは、「おまけ」につられて何回も旅行をし、普段では泊まれないような高級ホテルに泊まり、おみやげをたくさん買って、地元に貢献した。しかし、看護師のように、コロナ対応で本当に疲れきっている人たちの癒やしにはならなかった。

専門家会議の尾身茂会長は、「新幹線のなかで感染は起きていない。旅行自体が感染を起こすことはない」と、２０２０年7月16日の経団連フォーラムで証言した。[31] 菅首相（当時）は、ＧＯ ＴＯキャンペーンの問題を指摘されるたびに、「旅行では感染しない」「専門家の助言にしたがっている」と繰り返した。２０２０年11月10日、加藤勝信官房長官（当時）は、キャンペーン利用者３１３１万人（単純計算で日本人の4人にひとりが利用したのだ）のうち、官公庁が報告を受けている新規感染者は１３８人に過ぎないと述べた。[32] とすると、感染率は、０・０００４２％である。信じられないことに、ＧＯ ＴＯは感染を低下させる効果があったということになる。しかし常識的に考えると、人が動けば、それも遠方まで集団で動けば、感染が増えるというのは当たり前の話である。西浦博は、ＧＯ ＴＯキャンペーンを数学的に分析した上で次のように述べている。[33]

そもそも論をしっかりと述べておかなければならないが、ヒトが「無防備に」移動をすると感染症の流行が空間的に拡大することは理論的・定性的に自明のことである。それは理論疫学におけるメタ個体群流行モデル（ヒト集団がパッチ状に空間的に配置されていて、その多数の集団が移動によってつながっているなかで流行が起こるモデル）を取り出さなくても想像することができる。

国民はそれほど馬鹿ではない。目先のことしか考えられない政治家よりはるかに賢明である。朝日新聞が7月18日に実施した世論調査では、ＧＯ ＴＯトラベルへの反対は74％、賛成は19％であった。現場で感染対策を担う知事たちの間では、反対の意見が大勢を占めた。菅首相は12月14日、ＧＯ ＴＯキャンペーンの全国一斉中止を宣言し、12月28日から２０２１年１月11日まで一時中止されることになった。１月４日の年頭記者会見で、菅首相は緊急事態宣言の発令となれば、ＧＯ ＴＯキャンペーンの再開はなかなか難しいのではないかと発言した。以後、２０２２年３月まで再開されていない。

オリンピック

２０２１年７月から８月にかけて行われた「ＴＯＫＹＯ２０２０オリンピック」では、まるであわせたかのようにデルタ株の第５波が拡大した。その半年後に北京で開催された「冬季奥林匹克运动会」も、やはりオミクロン株の流行とシンクロするような形になった。このような大規模な国際大会がパンデミックのときに開催されるなど、基本的に信じられない。ＩＯＣ（International Olympic Committee：国際オリンピック委員会）は自ら率先して、パンデミック後に延期を宣言すべきであった。しかし周知の通り、ＩＯＣはしなかったし、できなかった。

オリンピックを主催するのは開催都市であるが、実際はIOCが開催都市の決定からゲームの細部に至るまで権限をもっている（マラソンを札幌に強引に移したのが好例）。そして、そのIOCを実質上動かしているのは、アメリカのNBCテレビである。何しろ、NBCはオリンピックの放映権を4820億円（2014〜2022年）と8420億円（2022〜2032年）で契約しているのだ。そして、NBCが一番気にしているのは、アメリカ国民の視聴率である。TOKYO2020の場合、7月15日から8月31日の間に行うことが、公募前からIOCによって決められていた。なぜ、この時期か。アメリカで大きなスポーツ大会がなく、NBCにとって最も都合のよい時期だからだ。オリンピックは、選手のためではなく、アメリカの視聴者のためにあるのだ。

開催都市が決まると、IOCは主催者の財政事情など考慮することなく、次々に注文を出してくる。さらに、競技団体は、観客数を増やすよう、既存の施設の拡充を注文する。このようにして、主催都市と主催国は財政的に大きな犠牲を払う。コロナ禍の夏冬オリンピックで明らかになったのは、観客がひとりもいなくても何ら問題がないことであった。持続可能なオリンピックにするために一番変わらねばならないのは、IOCである。

菅首相（当時）は、国会で何回質問を受けても、「国民の命と健康を守ることが最優先だ」を繰り返すだけで、オリンピックをする意義を一度もきちんと説明しなかった。IOCは、再延期も中止も考えていなかった。バッハ会長はプランBはないと明言した[34]。IOC委員のパウンド委員（Dick Pound）は、アルマゲドンでも来ない限り、東京オリンピックを行うと発言した[35]（Barring Armageddon, the Tokyo Olympic will go ahead）。菅首相は、オリンピックをやるかどうかはIOCが決めることだと言った。私は、この発言を聞いたとき、この人には外交は任せられないと思った。中国外務省の報道官のような、憎らしいほどの自己主張がほしかった。

国民の78％が反対し、国際世論も危ぶむなかで、TOKYO2020は、デルタ株による第5波と波長をあわせて開催された[36,37]。心配したのは、2万を超える外国からの参加者から新しい変異株が持ち込まれ、日本人が感染しないか、外国からの選手団が日本で感染しないかであった。それを防ぐために、選手ら関係者はバブルのなかに閉じ込められて移動するような「バブル方式」をとった。バブルなどすぐにはじけると思っていたが、意外にもこの方式が成功したことが、ゲノム解析で明らかになった（17―18頁）。

実は、私はスポーツ観戦が好きである。ラグビーワールドカップは開幕戦と決勝戦を見に行ったし、サッカーワールドカップも岐阜大学学長のとき、イタリアチームの追っかけ券を買った。アメフト、アイスホッケー、フィギュアスケート、メジャーリーグ、プロ野球、六大学野球、Jリーグ、大相撲、日本陸上選手権、競馬も見に行った。テレビの方が圧倒的によく分かるのだが、現場で見るとスピード感がまるで違うし、会場の独特の雰囲気も魅力である。オリンピックには反対ではあったが、正直なところ、始まるとテレビで十分に楽しんだ。

第2章　ワクチンの基礎知識

苦しみのこの世の息の足らざれば壁により来て酸素を上げる　池田和彦
ワクチンを頼む命の寒さかな　小川　弘

ワクチンの感染症予防力は素晴らしい。ジェンナー以来、これまで20以上の感染症に対してワクチンができている。[1] 感染力、致死率共に高く（図1-4参照）、治ってもあざを残す天然痘は、種痘のおかげで地球上から消滅した。猛威を振るっていたポリオは、ソークワクチン（1955年）、セービンワクチン（1963年）以来、感染者、死亡者共ほとんどゼロにまで激減し、アメリカ政府は1979年、ポリオ撲滅宣言をした[2]（図2-1）。

ワクチン開発には時間がかかる。これまでのワクチンは一番早くて10年かかっている（麻疹ワクチン）。なかには、マラリアワクチンのように、100年経っても完成しないワクチンもある（図2-2）。実際、多くの感染症では、ワクチンは感染拡大に追いつかなかった。

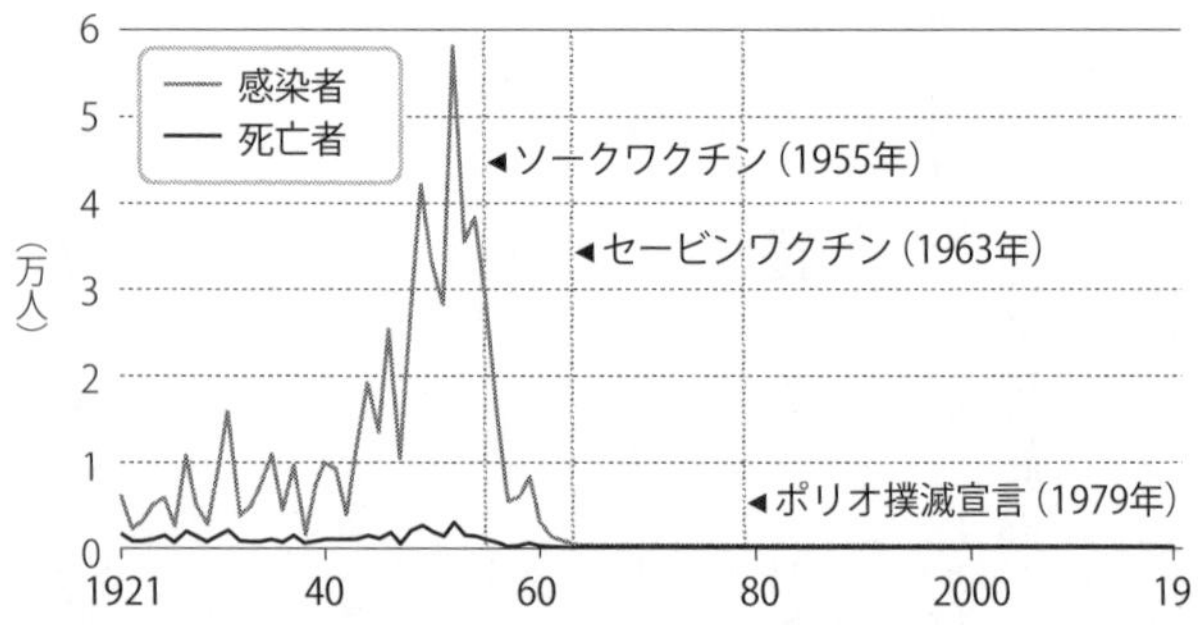

図2-1　ポリオによるアメリカの感染者、死亡者の推移
1955年、1963年のワクチン開発により、感染者、死亡者共に激減し、1979年にはポリオ撲滅宣言に至った(2)

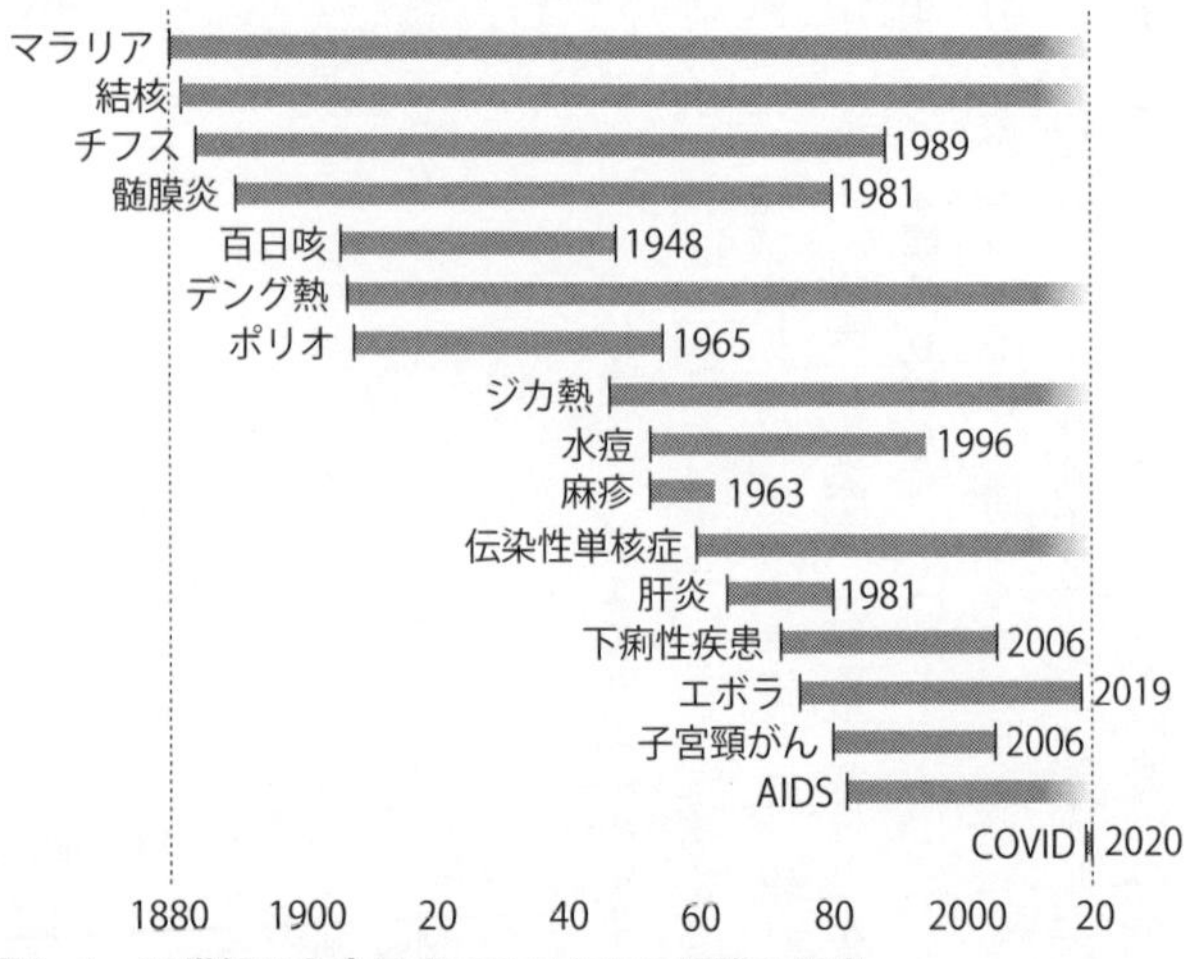

図2-2　18世紀から今日までのワクチン開発の歴史
バーの右の数字は、アメリカで承認された年。数字のないワクチンは未承認を示す（結核に対しては、弱毒化生ワクチンのBCGがあるのだが、アメリカでは未承認）（資料：Our world in data）

このため、パンデミックの当初、WHOのテドロス事務局長さえも、ワクチンは間に合わないのではないかという悲観論を述べたほどであった。しかし、第3章で述べるように、これまで成功したことのなかったmRNAワクチンがわずか10カ月で完成した。信じられないようなスピードであった。もし、ワクチン開発があと数年遅れたら、パンデミックは考えるのも恐ろしい状況になっていたに違いない。

以下ではワクチン開発について、基礎知識から、研究者たちとメーカーの開発に賭けた情熱、その有効性、そしていくつかの問題点、日本はなぜ開発が遅れたかまで、さまざまな視点から解説したい。そのため、第2章から第5章まで、4つのパートに分けて記載することにする。

1　ワクチンはなぜ効くのか

われわれが待ち望んでいたワクチンは、「光速」のようなスピードで完成した。[3] 何しろ、武漢で得体の知れない感染症が発表されてから10カ月で、95%も有効なワクチンが完成したのだ。それから、1年で世界の39億の人がフル（2回）接種したのだからすごい[4]（2021年12月）。これは、まさに科学の勝利である。そのすごさを知るためには、最初にワクチンとは何かを理解しておく必要がある。複雑な免疫系、ワクチンの種類、ワクチンが世に出るまでの臨床試験と審査など、ワクチンをめぐる基礎を最初に解説しておこう。

自然免疫

無数のウイルス、細菌、寄生虫、動物に囲まれながら、ヒトを含む生物はなぜ生きながらえることができたのか。生物は自らの生命を脅かす敵を本能的に知り、それらから防御する手段を知っている。ネズミは、ヘビの抜け殻を本能的に恐れる。山火事に遭った「バンビ」は飛ぶように逃げる。身体のなかに入ってきた細菌は、自然に備わった、今風に言えばデフォルトの免疫メカニズムである自然免疫（innate immunity）によって排除される。このときに働くデフォルトの免疫細胞はマクロファージ、白血球、ナチュラルキラー（NK）細胞である（図2-3）。

CoV-2に感染しても、おそらく大部分の人は、この第一の関門で感染から免れているのであろう。世の中には、何を食べてもお腹を壊さない人とか、めったに風邪を引かない人がいるが、彼ら/彼女らは、元々自然免疫が強いのかもしれない。日本にCOVIDが少ない理由の仮説として、BCG注射が普及していることが指摘されている。BCGは弱毒化した結核菌を使った生ワクチンである。生ワクチンであるがゆえに長くBCGが生き残り、そ

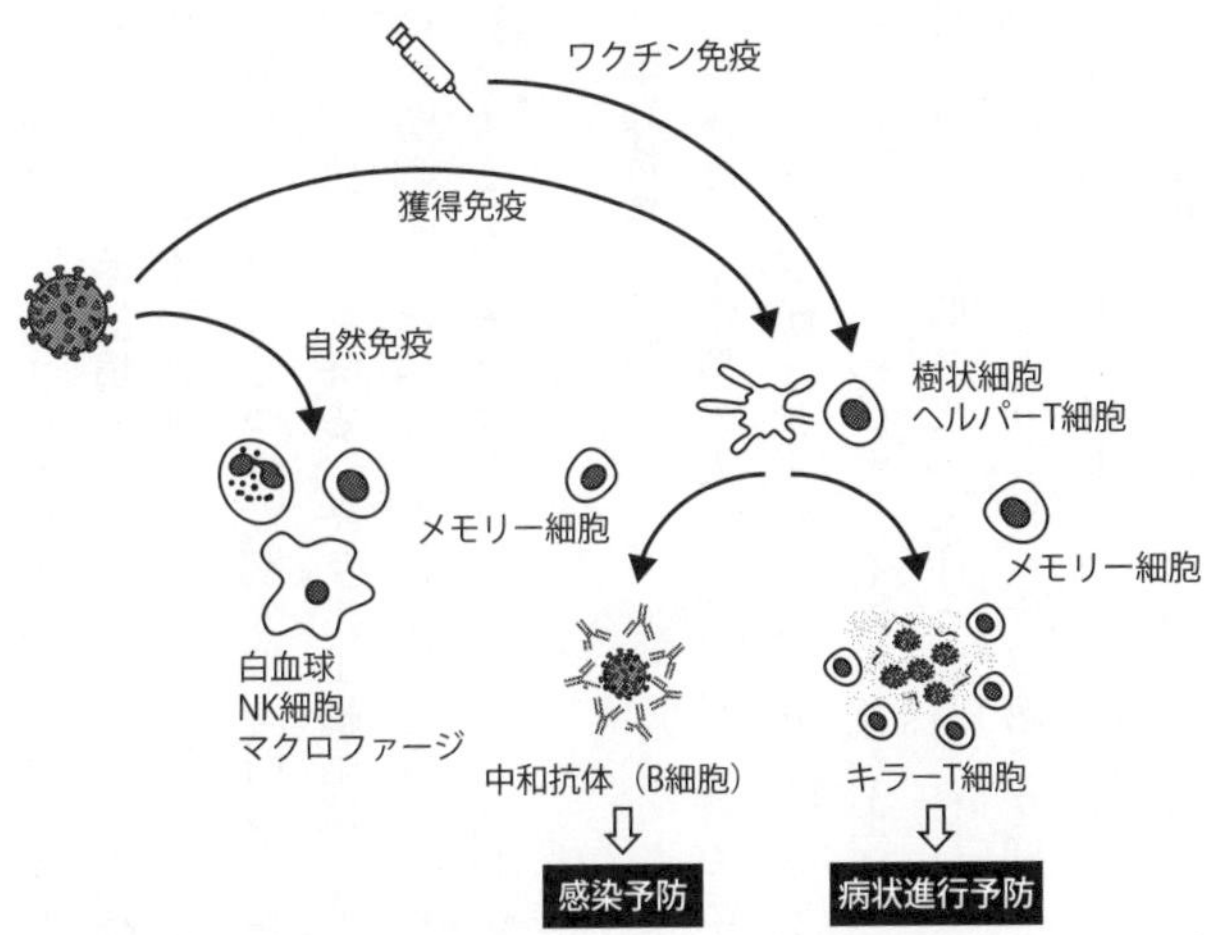

図2-3　身体は外来の異物に反応して、2段階で対応する
最初の関門はデフォルトの自然免疫、第二の関門は、外来物の特徴を認識する獲得免疫である。獲得免疫には中和抗体（B細胞）とキラーT細胞という2つの手段がある。ワクチンは、この獲得免疫のシステムを再現することにより、敵に備える（著者原図）

の結果、自然免疫が「訓練された免疫（trained immunity）」の状態にあるのではという仮説がある。[5]実際、老人施設でBCGを注射すると肺炎が減少するという。訓練は何事にも大切である。

獲得免疫

第一の関門、自然免疫をくぐり抜けてきた微生物に対しては、第二の関門、高度な免疫戦略が待ち構えている。相手のタンパクを認識し、記憶し、攻撃する。特定の敵に対抗するために獲得した免疫（acquired immunity）である。戦う手段は、抗体とキラーT細胞である。抗体はいってみれば武器、キラーT細胞は兵隊といってもよいだろう。さらに、敵を忘れないように記憶しているメモリー細胞が背後に控えている。忘れた頃に敵が再攻撃してきても、メモリー細胞が武器を生産させ、兵隊に招集をかけ、戦いを再開するのだ。

最初に、この2つの役割分担を明らかにしておこう。抗体は、入ってきたウイルスをやっつけ、感染から守る。キラーT細胞は、感染細胞にとりつき、やっつけるので、感染そのものの防御よりは病気の進行を抑える。ワクチンが入院や死亡を抑えるというデータをこの後紹介するが、それはキラーT細胞のおかげである。

中和抗体＝武器

抗体は、Y字型の大きなタンパク質である。IgG、IgA、IgM、IgD、IgEの5つのタイプがそれぞれ、役割分担をしている。ウイルスに感染した場合、主役となるIgGは、敵にくっついて、その働きを止め、中和する。このため、「中和抗体」と呼ばれる。抗体は、B細胞によって作られる。COVIDの場合、ワクチンで誘導された抗体は、いち早くウイルスにとりつき、その働きを抑えることによって感染を予防する。われわれの身の回りにある何万、何十万という敵に対して、それぞれに特異的な抗体を作れるのは、考えてみれば不思議であった。そのメカニズムを明らかにした利根川進は、1987年に単独でノーベル生理学医学賞を授与された。

キラーT細胞＝兵隊

獲得免疫が強力なのは、武器（抗体）に加えて、兵隊をそろえていることである。中和抗体から免れたウイルスは細胞にとりつき、細胞のなかでウイルスを大量に作り始める。そのまま放置しておいたら、身体はウイルスに占領されてしまう。そこで、兵隊の出番となる。相手を正確に認識することができるキラーT細胞は、感染細胞にとりつき、やっつける。獲得免疫ができていれば、何年か後に再び同じ敵に襲われたとしても、メモリー細胞の記憶が蘇り、抗体とキラーT細胞に招集をかけ、相手を倒してくれるのだ（図2-3）。

2　ジェンナーの肩の上に立つ

「巨人の肩の上に立つ（Standing on the shoulder of giants）」。グーグルの論文検索サイト「Google scholar」を開くと最初に出てくるベルナール（Bernard de Chartres）のこの言葉は、科学の進歩が先人の努力の上に築かれていることをわれわれに教えてくれる。同じような表現をすれば、すべてのワクチン研究は「ジェンナーの肩の上」に立っているのだ。

ワクチンの歴史は、１７９６年にジェンナー（Edward Jenner：１７４９〜１８２３）が牛痘による天然痘予防を発見したことにさかのぼる。ウイルスが発見される１００年以上前のことである。ジェンナーが天然痘ワクチンとして用いたのは、ウシの痘瘡であった。ウシの痘瘡はヒトの天然痘ウイルスに似ているが、毒性の弱いウイルスである。彼は、それを乳搾りの農婦が天然痘に罹らないという観察から知っていた。[6]

ジェンナーから今日まで、２２５年間にさまざまな方法でワクチンが作られ、現在も研究が進められているが、実は、ジェンナーの天然痘ワクチン（種痘）ほどの強力なワクチンはいまだに作られていない。何しろ、種痘のおかげで、何千年もの間、人類を死に追いやっていた疫病は、１９７７年のソマリア人青年の感染を最後に、地球上から消滅したのだ。

ジェンナー以来、さまざまな感染症に対して、さまざまなアプローチでワクチンが作られてきた。そのためもあり、ワクチンの分類は、部外者から見ると、分類の軸足が一本ではなく分かりにくい。そこで今回、新しく登場した核酸ワクチン（ｍＲＮＡ、ＤＮＡ）を大きな柱にするため、あえて次のような新しい分類を提唱したい。

- 病原体ワクチン：病原体そのものを、弱毒化あるいは不活化したワクチン
- 遺伝子産物ワクチン：病原体のゲノムが作る遺伝子産物を用いたワクチン

・遺伝子情報ワクチン：病原体のゲノム情報を用いたワクチン

３番目の遺伝子情報ワクチンは、コロナ以前には使われていなかった。ＣＯＶＩＤワクチン開発のなかで、このグループに属するＤＮＡワクチンとｍＲＮＡワクチンが、一気に実用化された。

病原体ワクチン

病原体ワクチンといっても、病原体そのものを使うわけにはいかない。使うのは、「弱毒化した生ワクチン（live attenuated vaccine）」か、不活化した「不活化ワクチン（inactivated vaccine）」である。特に、弱毒化生ワクチンは、病原体そのものを使うため、獲得免疫だけでなく、自然免疫も参加する。ＢＣＧの「訓練された免疫」がその例である。

弱毒化生ワクチンは、ジェンナーから１６７年後に、セービン（Albert Sabin：１９０６〜１９９３）によってポリオワクチンに応用され、さらに麻疹、流行性耳下腺炎（おたふく風邪）、風疹、水ぼうそうのワクチンとなって、これらの感染症の予防に大きな力を発揮している。ＢＣＧは結核に対する生ワクチンである。水ぼうそう（水痘：chicken pox）のワクチンは、大阪大学の高橋理明（１９２８〜２０１３）によって１９７３年に開発され、現在世界中で使われている。

生ワクチンは、弱毒化してあるとはいうものの、免疫の低下している人などには病気を引き起こすかもしれない。そこで、より確実にするために、殺したウイルスあるいは不活化したウイルスを使う「不活化ワクチン」が作られるようになった。ソーク（Jonas Salk：1914～1995）は、1955年、ポリオウイルスをホルマリンで殺した「ソークワクチン」を完成させた。ソークワクチンは、副作用の心配がない上、経口投与ができるため、普及に貢献した。CoV－2ワクチンとしては、中国の2つの会社（シノファームとシノバック）が不活化ワクチンを開発した（図2－4）。

遺伝子産物ワクチン

ワクチンは、病原体を構成するタンパクを抗原として、それに反応する抗体を作り出すことで免疫を成立させる。そうであれば、最初から、ウイルスを構成するタンパクをワクチンとして使えばよいことになる。そのようにして、B型肝炎ウイルスのワクチンが作られた。このようなワクチンは安全であるが、効果は必ずしも長持ちしないという問題が残る。CoV－2に対しても、アメリカとロシアがタンパクワクチンを作った。メリーランド州のノババックス（Novavax）社のワクチンは、3万人を対象とした臨床研究で90％の効果を上げた。

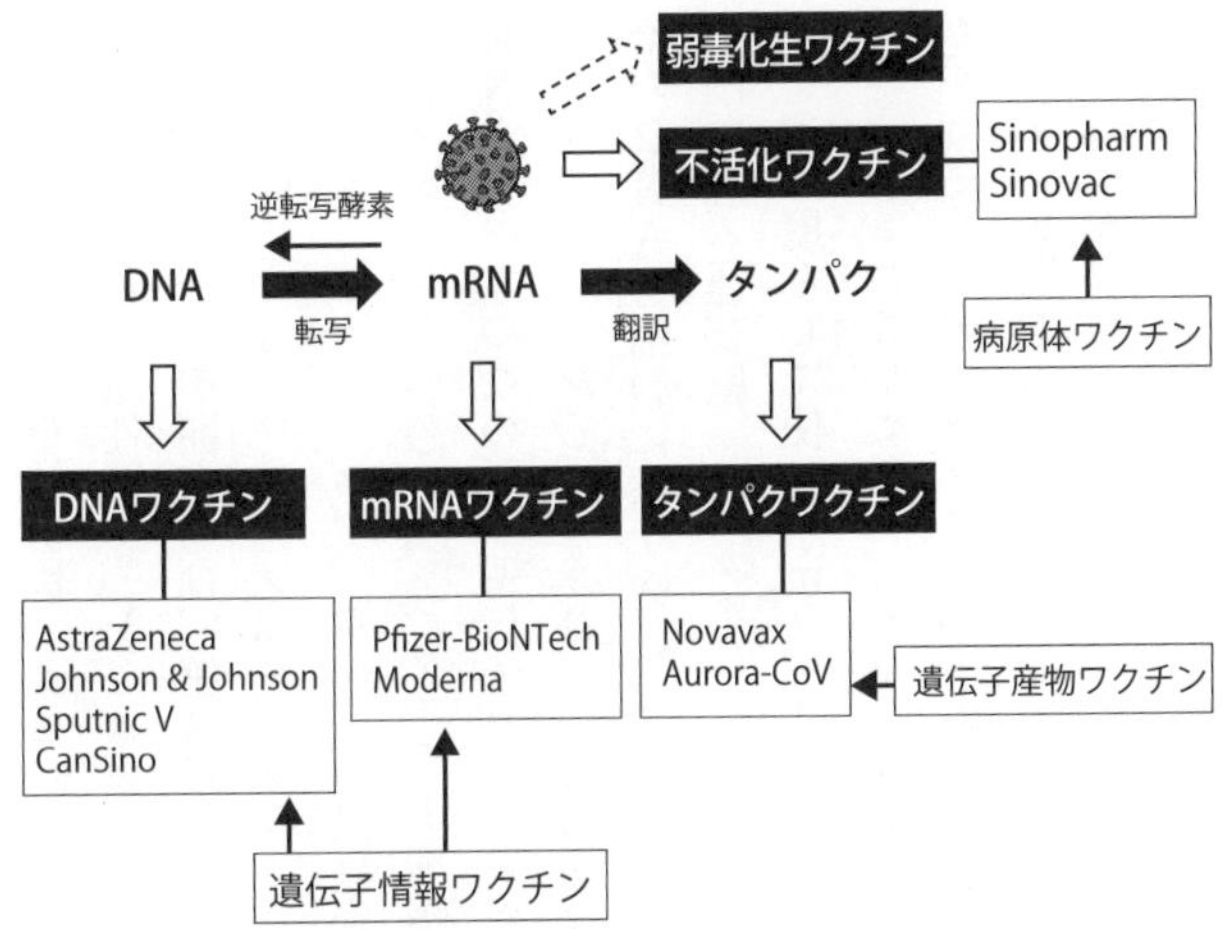

図2−4　CoV-2ワクチン開発の戦略

CoV-2のゲノムmRNAとそのDNA、タンパクを標的とするワクチン、さらにウイルスそのものを不活化したワクチンが開発された。それぞれの代表的なワクチンを示す（著者原図）

特にイギリスの臨床実験ではアルファ株ウイルスに対して96％の効果を上げたが、ベータ株が蔓延している南アフリカでは50％止まりであった。ロシアのオーロラ‐CoVもこのタイプのワクチンである（図2‐4）。

遺伝子情報ワクチン

コロナ禍において、この機会を待っていたとばかりに登場したのが、DNAワクチンとmRNAワクチンの「遺伝子ワクチン（genetic vaccine）」である。タンパクを作る設計図であるDNAあるいはmRNAを体内に送り込めば、細胞内で作られたタンパクが抗原となり、それに対する抗体ができるはずである。原理は単純明快であるが、それまで成功した例はなかった。特にmRNAの場合は、分子の不安定性があった。さらに、細胞に取り込ませるのには、工夫が必要である。mRNAワクチンの開発には、第3章で述べるように、ドラマチックな物語がある。パンデミックは図らずも、ワクチン開発にブレークスルーをもたらす機会となった。

CoV－2ウイルスは、遺伝子の設計図をRNAでもっているRNAウイルスである。そのゲノム（3万塩基）は、プラスの1本鎖RNA、つまり、DNA上の設計図を転写したmRNAそのものなのだ。遺伝子ワクチンを作るひとつの方法は、このmRNAをもつワクチンを作ることである。もうひとつの方法は、RNAから逆転写酵素によってDNAを作り、そのDNAを細胞に送り込む方法である（図2－4）。mRNAとDNAでは、ワクチンを体内に送る運び屋（ベクター）が違う。後に詳しく述べるように、DNAワクチンはウイルスを運び屋として使い、mRNAワクチンは脂質ナノ粒子（LNP）に閉じ込める。

ワクチンに用いたのは、CoV－2のスパイクタンパクの遺伝子情報である。3万の塩基からなるCoV－2ゲノムのうち、スパイクタンパクの設計をになう配列は約4300。その配列のmRNA、あるいはDNAを利用すればよい。それはまるでコンピュータのプログラムのようである（コラム3－2）。武漢でCOVIDの流行が始まって間もない2020年1月12日に、そのゲノム情報は、武漢ウイルス研究所の石正麗によって発表されていた。遺伝子ワクチンを作るための最重要の情報を手にした研究者たちは、数日のうちにワクチンの設計図を完成した。

3　厳しい臨床試験と審査

第1相、第2相、第3相臨床試験

すべての薬は、3段階の安全性と有効性の臨床試験を行い、厳しい審査を経て、一般に使われるようになる。特にワクチンの場合は、多数の健康な人を対象に打つことになるので、安全性が求められる。

- 第1相試験（Phase 1 study）
  健康な成人ボランティアを対象に行う、安全性と体内動態のテスト。薬剤の安全な使用量を決定する。がんの薬の場合は患者を対象とする。
- 第2相試験（Phase 2 study）
  安全性の確認された用量で、疾病に対して有効性の見当をつけるテスト。

・第3相試験（Phase 3 study）

治療上の利益を証明するテスト。有効性と安全性は、プラセボ（Placebo：偽薬）との比較で行う。すでに、実効の証明された既知薬がある場合は、既知薬を対象とすることもある。この際、最終評価の指標（エンドポイント）を何にするかが重要である。ワクチンの場合、その本来の目的である感染予防効果をエンドポイントとするのが原則である。

CoV-2ワクチンの場合は、試験期間を短縮するため、第1／2相試験として、安全性と同時に免疫誘導性を調べた。さらに、第2／3相試験として、安全性と有効性について3万を超える規模の被験者で調べた。詳しくは次章で述べる。

審査

各国には、ワクチンを含む医薬品、食品、化粧品などの安全性を検査する検査機関がある。日本は、厚労省関係のPMDA（独立行政法人医薬品医療機器総合機構）、アメリカはFDA（アメリカ食品医薬品局：Food and Drug Administration）、EUではEMA（欧州医薬品庁：European Medicines Agency）がそれぞれ、医薬品の審査を担当している。審査の視点は、科学に立脚した安全性と有効性の評価である。

審査は1年近く、ときにはそれ以上の時間をかけて慎重に行われるが、緊急を要する事態、たとえばエボラ出血熱、ジカ熱、ＣＯＶＩＤなどの場合は、緊急使用（ＥＵＡ：Emergency Use Authorization）を認めることがある。事実、ファイザー・ビオンテック・ワクチン（以下、ファイザーＢＮＴワクチン）は、ＦＤＡが２０２０年12月11日に緊急使用を承認した。

日本でも、海外で大規模な第1相、第2相、第3相試験が行われている場合は、特例承認が可能になった。ワクチンの場合は申請から２～３カ月、薬の場合は、申請から3日から3週間で承認されている。一番早く承認されたのはレムデシビルの３日である。多くは、海外と日本の間では２～８カ月の差がある。[7]

審査はリスクvs.ベネフィットの観点

ワクチンの審査はどのような基準で行われるのであろうか。効きさえすればよいというだけの審査でもないし、少しでも副反応があれば落第という審査でもない。ワクチンを打つことによるベネフィット、つまり有効性と、リスク、つまり副反応や有害事象を天秤にかけ、どちらが上回るかという評価である。がんの薬の場合は、かなりの副作用を伴うので、リスクを見越して判断される。しかし、ワクチンは、健康な人、それも何千万、何億人に注射するので、リスクは厳重に評価される。

大事なことは、リスクvs.ベネフィットという相対的評価、あるいは確率的な考えで、ワクチンが評価されていることである。次章で述べるように、FDAの評価では、「あらゆる科学的証拠から判断して、リスクよりもベネフィットの方が大きいと言えるか？」という疑問に対して、各委員がYes／Noで答えを出すことが求められる。ワクチンに猛反対する人は、この点を理解していないように思える。彼ら／彼女らは、少しでも副反応があればダメという絶対的な考え方のもとに反対運動を繰り広げ、ベネフィットを潰してしまう。確率的な考え方、相対的な物の見方は、リスク評価において非常に大事である。

実社会による検証

ワクチンが承認され、実際に接種されるようになると、今度は、実社会（real world）のデータを集め、安全性、有効性を確認することになる。1000万人以上を長期間観察したデータは、非常に貴重である。有効性がどのくらい保持されるのか、変異ウイルスにも有効か、時間と共に思わぬ副反応が出ることはないか、などの情報が得られる。

ファイザーBNTワクチンの場合は、実社会の野外実験の場として、イスラエルを選んだ。そこで得られたデータは、非常に貴重であった。

第3章　ワクチン開発物語

ワクチンのいまだあらざる疫の代の特効　マスク　これぞ尊し　池田和彦

わが星のこのざま如何に天の川　板坂　一

mRNAワクチンの開発の背後には、いくつもの物語が隠されている。科学上のブレークスルーは、どのようにして生まれるのか。イノベーションにとって何が大事か。mRNAワクチンの開発をめぐるチャレンジを、人と科学の両面から探ってみよう。なお、ひとつひとつのエピソードの出典は特記しなかったが、巻末の「引用資料」を参照されたい。[1,2,3,4,5]

1 mRNAワクチンの開発

石井健のチャレンジ

実は、日本でもmRNAワクチンの開発が進められていた。しかも、その研究は2015年当時にあっては、世界のトップレベルであった。しかし、行政はその価値を評価せず、予算を出し渋った。共同で開発していた企業も財政的リスクを取らなかったため、この計画は潰れてしまった。その当事者の石井健東大医科研教授に話を聞くため、2021年のクリスマスイブの日、腹を空かせているであろう学生たちのためのバナナ20本を手みやげに、私は石井を訪ねた。私が現役の頃はテニスコートだった場所に建てられた、大学にしてはモダンな建物に彼の研究室があった。

石井は、東大医科研に来る前は大阪大学のIFReC（免疫学フロンティア研究センター）でワクチンの研究をしていた。私は文科省のWPI（世界トップレベル研究拠点プログラム）のプログラムディレクターとして、IFReCを含む13の研究所を統括する立場にいた。評価する方とされる方の立場が逆転し、今度は教えられる方と教える方になった。その頃から、石井と彼の妻であり、マラリアワクチン研究者のチョバン（Cevayir Coban）教授とは年に数回会っていた。トルコ出身のチョバンと石井は、FDA留学中に知りあったという。英語になったり、日本語に戻ったりしながら、石井のmRNAワクチン開発の話を聞いた。

実は、カリコー（後述）がシュード・ウリジンによるmRNAの安定化を発表する前に、石井は、RNAの4塩基（AUGC）のひとつであるシチジンにメチル基をつけるとmRNAが安定することを発見していた。しかし、そのときに研究費を支援したJST（科学技術振興機構）は、特許までは支援しなかった。2008年にカリコーがシュード・ウリジン（コラム3-1）の論文を発表したとき、その論文の査読をしたのは石井であった。彼は、mRNAワクチンの開発の先頭に立っていたひとりだったのだ。

2015年、韓国にMERSが入ってきて、200人近くが感染し、38人が死亡した。当時阪大にいた石井は、第一三共と共同で、MERSに対するmRNAワクチンの開発を開始した。模擬ワクチン（モックアップワクチン）さえ作っておけば、いざというときに抗原部分を入れ替えれば、どんな感染症にも対応できる。mRNAワクチンに必須な脂質ナノ粒子は、第一三共がすでに特許をもっていた。

石井は、厚労省の緊急感染症対策として研究費の支援を受け、mRNAワクチンを作り、マウス、ハムスター、サルに抗体ができることを確認した。さらに、インフルエンザ、ジカ熱（ブラジルで流行した感染症。妊娠女性が感染すると、小頭症の子供が生まれる）の模擬ワクチンも開発した。あのビオンテック（BioNTech）も、感染症のワクチンを考えていなかった頃である。石井のmRNAワクチンは、世界的に見ても最先端を行く研究であった。

次のステップは、第1相試験である。2018年度予算で厚労省に数億円の予算を請求したところ、第1相試験は、企業あるいはAMED（国立研究開発法人日本医療研究開発機構）が負担すべきと言われた。そのAMEDは日本で流行していない病気には予算はつけられないと断った。第一三共は、リスクを伴うワクチンに投資するのを躊躇した。2017年のダボス会議を機会に発足したCEPI（国際感染症流行対策イノベーション連合）は、第1相試験を終了していることが財政支援の条件と言ってきた。先駆者が突き当たる壁に阻まれた石井はこの段階で手を引いたが、今でも無念の思いは消えない。

石井のmRNAワクチンへの挑戦は、凍結された。もしあのとき、厚労省、AMED、CEPIに、将来大化けするような研究を見抜く目があれば、石井の挑戦はその当時想像もできなかったパンデミックを救うべく、世界のイニシアチブを取ることができたはずだ。[6,7]

2019年、東大医科研に移った石井は、2020年2月にCoV-2に対するmRNAワクチンの開発に着手し、すでにマウス、ハムスター、サルに免疫反応を起こすワクチンに成功し、第一三共と共に第2／3相試験に入ろうとしている。[6,7]

カリコーの執念

カリコと書くと、日本人の名前のようにも思えるが、本当は、カリコーと伸ばすらしい。カリコー（Katalin Karikó）は、１９５５年、ハンガリーに生まれた。家業は精肉店であった。彼女は中学生のとき生物学に興味をもち、科学者になりたいと思ったという。しかし、それまで科学者といわれるような人には会ったことはなかった。ハンガリーの国立大学に進学し、１９７８年に卒業後、ハンガリー科学アカデミーでＲＮＡの研究で博士号を得た。しかし、社会主義国家であったハンガリーの経済が破綻し、彼女は母国で研究を進めることができなくなった。１９８５年、30歳のとき、彼女はペンシルベニアのテンプル大学のポスドク研究員（学位をとったあとの研究員）として、家族と共にアメリカにわたった。その当時、ハンガリー政府は１００ドル以上の持ち出しを禁止していたので、１２００ドル相当の紙幣を、２歳の娘スーザンのクマのぬいぐるみに隠して持ち出したという。

カリコーにとってアメリカの生活は順調ではなかった。１９９５年には、研究職から教員ポジションに降格された上、研究費もなくなった。彼女の年俸は6万ドルを超えたことがなかったという。普通であれば、やめてしまうような状況に追い込まれたが、カリコーはｍＲＮＡ研究への情熱を失わなかった。

ｍＲＮＡは非常に扱いにくい物質である。第一に不安定である。身体のなかでも、細胞のなかでも、分の単位で壊れてしまう。ネガティブチャージのため、細胞のなかに入れない。しかしカリコーは、mRNAサイエンティストとして、研究を根気強く進めていった。

あるとき、循環器専門医との共同研究で、体内に戻したmRNAがタンパクを作るのを確認した。この技術は、心臓のバイパス手術に使えるかもしれないと夢は広がったが、その循環器医は大学を去った。彼女は、大学の援助もないままひとりになった。次に、カリコーは脳外科医と一緒に研究することになった。脳手術のあとの血栓がmRNA技術で予防できないかと考えた。しかし、実験は失敗続きであった。脳外科医は大学を去り、彼女はまたひとり残されることになった。

アメリカの制度では（日本もほぼ同じだが）、研究費をとれなければ、研究を続けることができない。しかし、カリコーは研究費申請が上手というわけではなかった。それに当時は、mRNAそのものを使う実験はアイデア以上のものではなかったので、なおさら研究費がとれなかった。

ワイスマン

ある日、彼女は、コピー室でワイスマン（Drew Weissman）と一緒になった（図3-1）。カリコーは、mRNAサイエンティストであると自己紹介した。ワイスマンは、HIVのワクチンを作ろうとしているのだが手伝ってもらえないか、と彼女に聞いた。この出会いが、カリコーを成功へと導いた。それまでの共同研究者は臨床の医師であったため応用を急ぎ、失敗してもその理由を調べようとしなかったのである。

免疫学者のワイスマンは、身体に入ったＲＮＡのなかで、免疫反応で壊されるのはｍＲＮＡだけであることに気がついた。トランスファーＲＮＡ（ｔＲＮＡ）と呼ばれるタンパク合成の際の運び屋ＲＮＡや、他の種類のＲＮＡではそのようなことが起こらない。２００５年、ｍＲＮＡとｔＲＮＡを比較したところ、ｔＲＮＡの塩基はメチル基などによって修飾されていることが分かった。[8] さらに、ｔＲＮＡにはウリジンに代わってシュード・ウリジン（**pseudo-uridine**：略してψと書く）が含まれていることが分かっていた。２００８年、彼らは、ウリジンに代わってシュード・ウリジンを取り込んだｍＲＮＡは免疫から逃れるだけでなく、タンパクを作る能力が10倍も高いことを発見した。[9] この発見によって、ｍＲＮＡワクチンは実現に向かって大きく飛躍することになる。

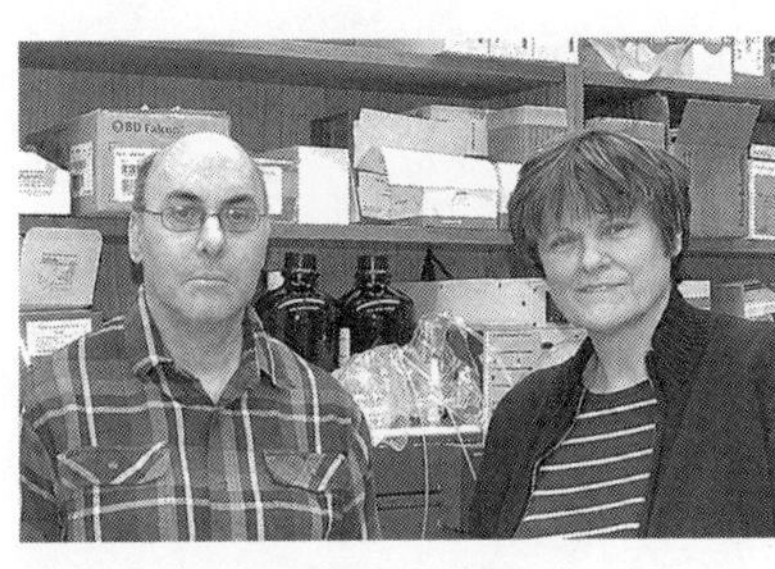

図3-1　ワイスマンとカリコー
コピー室での免疫学者とmRNAサイエンティストの出会いがmRNAワクチンへと導いた（写真：Katalin Karikó）

シュード・ウリジン

とすれば、mRNAのウリジンをシュード・ウリジンに置き換えれば、安定したmRNAができるのではないか。実際に、シュード・ウリジンに置き換えたmRNAを作ってみたところ、細胞のなかでも壊れなかった。マウスに注射しても、mRNAはきちんと働き、タンパクを作り出した。ウリジンを排除する免疫は、自然免疫であることも分かった。自然免疫の第一人者である大阪大学の審良静男が、共著者のひとりとして研究を助けた。mRNAが安定して長くタンパクを作り続けると困るので、自然免疫というデフォルトのメカニズムが働くのだろう。化学構造のちょっとした変化が立体構造を変え、安定化し、それがmRNAワクチンとなったのだ。

シュード・ウリジン化されたmRNAは、医薬品として大きな可能性を秘めていた。何しろ、身体のなかに、あるいは細胞のなかにシュード・ウリジン化されたmRNAを入れれば、タンパクが作れるのだ。その特許はペンシルベニア大学に移された。さらに、ドイツとアメリカのベンチャー企業のビオンテックとモデルナ（Moderna）がそれを取得した。

カリコーがmRNAの安定化についての論文を発表したとき、アメリカに来てすでに20年以上経っていた。その間、mRNAを用いて、病気を治そうという彼女の信念は崩れなかった。カリコーの研究姿勢から学ぶことは多い。研究費がとれなくても、昇進できなくても、変わらぬ彼女の執念が成功に導いた。しかし、もし、コピー室でワイスマンに会わなかったら、mRNAが薬やワクチンとなる日はかなり遅れたであろう。運は、努力する人を見捨てない。

［コラム3－1］　シュード・ウリジンの発見

シュード・ウリジンには、シュード（pseudo：疑似）という接頭語がついているので、「偽物」のウリジンと思うかもしれないが、RNAの一員として遺伝子暗号の役を果たすことには変わりない。どこが違うのか。図3－2に見るように、ウリジンはリボース（下の五角形の分子）の上にウラシルが結合した分子である。しかし、シュード・ウリジンは、ウラシルの形が少し違っている。このため、立体構造が変わり、免疫反応を逃れているのであろう。

私の高校以来の親友である井村伸正（北里大学名誉教授）は、東大薬学部の大学院生のとき、学位論文のテーマとして、シュード・ウリジンの合成を教授から与えられた。1960年代の初めの頃の話である。その後、図3－2の右の上と下の分子をつなぐこ

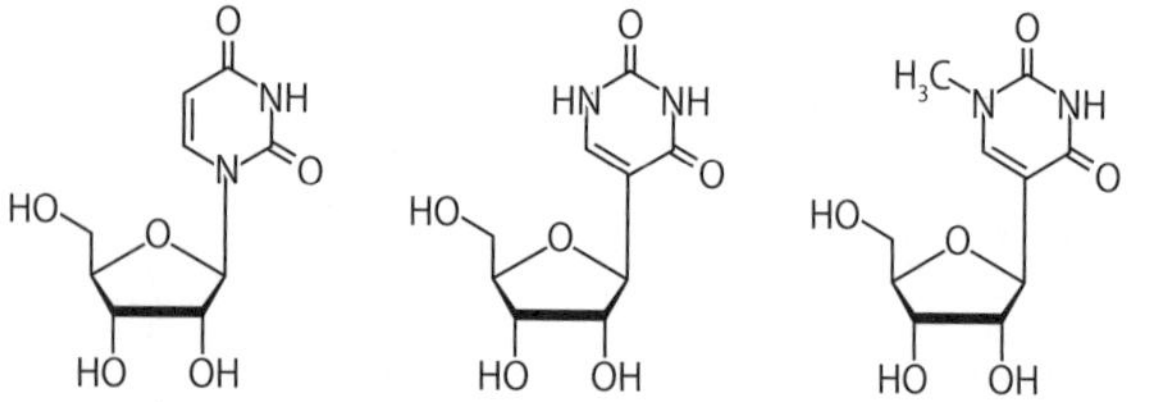

ウリジン　シュード・ウリジン（Ψ）　1-メチル-シュード・ウリジン

図3-2　ウリジン、シュード・ウリジン（Ψ、プサイ、プシー）、1-メチル-シュード・ウリジンの化学構造

ウリジンはウラシル（上の六角形の分子）とリボース（下の五角形の分子）がくっついた分子である。シュード・ウリジンは、リボースとの結合位置が変わっている。ワクチンには、シュード・ウリジン構造の左上角のNにメチル基の入った1-メチル-シュード・ウリジンが使われている(10)

とに苦労しているうちに、ニューヨーク大学のグループが、別の方法で2つをつなぐのに成功した。彼らの方法は収量が悪かったが、科学の世界では、先に発表した方が勝ちである。井村は、別のテーマで学位を得た後、ニューヨーク大学に留学した。帰国後、毒性学に専門を替え、後に水俣病への貢献で紫綬褒章を授与されることになる。コロナ禍で図らずもシュード・ウリジンに再会し、そのときの悔しさを思い出したという。

　実は、シュード・ウリジンを作っているのは、銚子のヤマサ醤油である。ヤマサは、うまみ成分の研究から生まれた核酸関連分子を1980年代から試薬として販売していた。ファイザーとモデルナのmRNAワクチンにはヤマサのシュード・ウリジンが使われている。[10]ヤマサなしでは、mRNAワクチンを作れなかったであろう。ヤマサには、高品質なシュード・ウリジンを大量生産できる技術と設備がある。さらに新工場を立ち上げて、増産体制に入るという。なお、ヤマサの醤油にはシュード・ウリジンは入っていない。

金メダルとノーベル賞

誰もが、カリコーとワイスマンは、2021年のノーベル生理学医学賞か化学賞のどちらかを取るものと信じていた。それは、疑いの余地はないものと思われた。しかし、10月第2週の発表に彼らの名前はなかった。それはあまりにも事務的な理由であった。1月末の推薦締め切りまでに、誰も推薦しなかったのだという。

しかし、カリコーの家族は、すでに輝くメダルをもっていた。カリコーがアメリカに来るとき、1200ドルの入ったぬいぐるみを抱えていた娘のスーザンが、2008年の北京オリンピック、2012年のロンドンオリンピックに出場し、ボート（エイト）競技で金メダルを2大会連続で獲得したのであった[11]（図3-3）。もし、カリコーがノーベル賞をとれば、またぐい希なる価値をもつ2種類のメダルを保有する一家として、ギネスの記録に載るかもしれない。

2013年、スーザンのレースを見るためにヨーロッパを訪れたカリコーは、マインツの

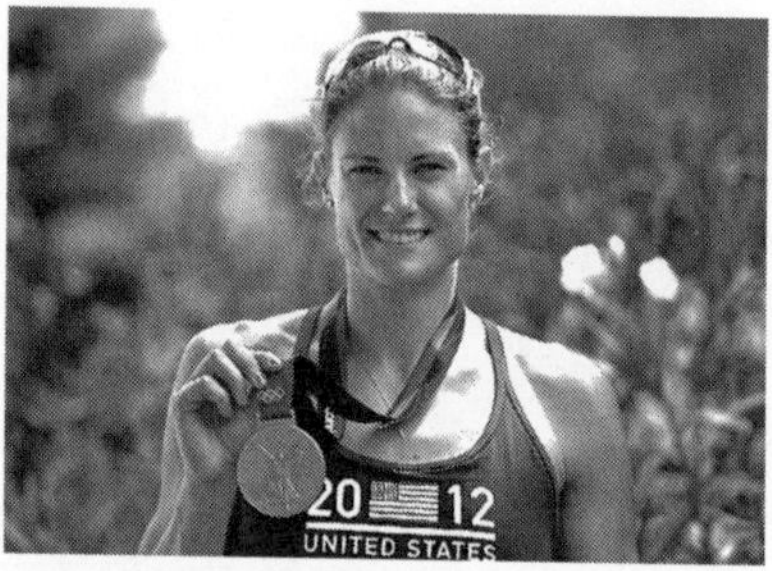

図3-3　カリコーの娘、Zsuzsanna Franci
（ハンガリー名）
彼女は北京、ロンドンオリンピックボート競技（エイト）アメリカチームの金メダリストとなった（写真：Hungary Today）(11)

ビオンテックにも立ち寄った。カリコーは、mRNAの重要性を説明する必要もなかった。ビオンテックもまたmRNAの信者たちだった。マインツで、カリコーはビオンテックの副社長になることを承諾した。

ビオンテックの光速作戦
——シャヒン、テュレジ夫妻

カリコーの発見を受け継いでmRNAワクチンを実現したのは、ベンチャーから出発した2つの会社、アメリカのモデルナとドイツのビオンテックである。まず、ビオンテックから話を始めよう。

ビオンテックは、2008年、シャヒン（Uğur Şahin）とテュレジ（Özlem Türeci）夫妻によって創設された。本社はライン川沿いのマインツにある。2人の写真は、2020年11月11日号タイム誌の表紙を飾った（図3-4）。2人とも、トルコ移民の2世である。1990年代、博士課程在学中に出会った。結婚式が終わると、2人は研究室に戻ったと言われるくらい、研究に情熱を注いでいた。ドイツ有数の資産家になった今も、会社の近くの質素なアパートに住み、運転免許をもたず、したがって車ももたず、20年間乗り続けているマウンテンバイクで会社に通っているとタイム誌は報じている。[12]

これはパンデミックになる

2020年1月、武漢で新しい感染症が発生したというニュースは、シャヒンも論文から知っていた。その病気がパンデミックになるだろうと確信したのは、武漢に1週間旅行して深圳(しんせん)に戻った家族に関するランセット誌の論文であった。それは、その病気が間違いなく、ヒトからヒトへと感染することを示していた。彼は武漢について何も知らなかったのでネットで検索した。その都市は人口1200万、武漢を発着する国際定期便が2300、列車は中国各地とつながっていることを知った。パンデミックの条件がそろっている。パンデミックになれば、世界の死亡者は、最良のシナリオをたどったとして

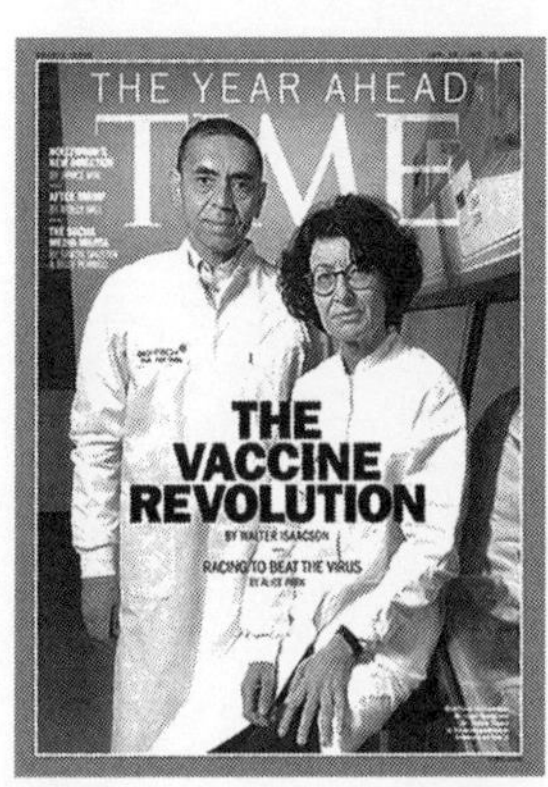

図3-4　ビオンテックの創設者、ウール・シャヒン、エズレム・テュレジ夫妻(12)
シャヒンは、村上春樹とどこか感じが似ている

も、200万人になるであろうと計算した。シャヒンの予測は1年後の2021年1月に現実化し、それからさらに1年後には550万人に達した。

光速プロジェクト

シャヒンは、これは大変なことになると直感した。2020年1月24日（金）の朝食時に妻のテュレジと討論し、すぐに会社の同僚に「これは、SARSやMERSのように簡単に収まるとは思えない。今度は違う」とメールを送った。そして26日（日）の夜までには、石正麗が2020年1月12日に公表したCoV-2のゲノム情報を基に、2人は8種類のワクチン候補のmRNA配列設計図を完成した。シャヒンは知らなかったが、その数日前、ひとりの中国人女性が上海からミュンヘンに仕事で来た。そのとき、彼女は無症状であったが、20日から22日にかけて行われた会議で、ドイツ人の間に感染を広げて中国に戻った。[13]

シャヒンは40人のチームを作り、休暇なしで仕事をした。そのチームには「Project Lightspeed（光速プロジェクト）」と名前をつけた。確かに、設計から完成まで9カ月という、それまでの常識からすれば、光速といってもよいようなスピードであった。

シャヒンのmRNAワクチンは、CoV-2のスパイクタンパクをカバーする4284の遺伝子暗号文字からできている。図3-5に、その基本構造を示す。[14] スパイクタンパクの遺

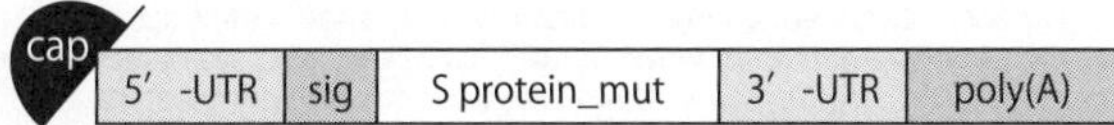

図3-5　ファイザービオンテックワクチン（以下ファイザーBNTワクチン）の基本構造(14)

CoV-2のスパイクタンパクの配列（S protein）、UTR（翻訳されない領域）、cap、sig、poly（A）から構成されている。capがないとmRNAとして認識されない。sigがないとできたタンパクが運ばれない。poly（A）がないと終わらない。cap構造は古市泰宏（現新潟薬大）によって1975年に発見された（全配列は図3－6に示す）

伝子暗号3825字と暗号を読むために必要な情報、mRNAであることを示すcap配列などが入っている。その全配列が図3－6である。それは、コンピュータプログラムと同じような、遺伝子暗号（AUGC）による設計図だ。この設計図を変えれば、ウイルス変異に対応した新しいワクチンを作ることもできる。mRNAワクチンは、その設計において、まさにデジタル時代を象徴している。

ファイザー

依然としてビオンテックの研究の主流はがん、特にメラノーマ（悪性黒色腫）であったが、その基礎技術はワクチンにも応用可能であった。2018年、ビオンテックは、インフルエンザのmRNAワクチン開発をファイザーと始めた。シャヒンは、ファイザーのワクチン担当のトップ、ジャンセン（Kathrin Jansen）に電話した。COVIDワクチンの開発をオファーされたジャンセンは、「同じことを提案しようと思っていたところだ」と返事をした。

GCΨΨCAΨCGA GGACCΨGCΨG ΨΨCAACAAAG ΨGACACΨGGC CGACGCCGGC 2550
ΨΨCAΨCAAGC AGΨAΨGGCGA ΨΨGΨCΨGGGC GACAΨΨGCCG CCAGGGAΨCΨ 2600
GAΨΨΨGCGCC CAGAAGΨΨΨA ACGGACΨGAC AGΨGCΨGCCΨ CCΨCΨGCΨGA 2650
CCGAΨGAGAΨ GAΨCGCCCAG ΨACACAΨCΨG CCCΨGCΨGGC CGGCACAAΨC 2700
ACAAGCGGCΨ GGACAΨΨΨGG AGCAGGCGCC GCΨCΨGCAGA ΨCCCCΨΨΨGC 2750
ΨAΨGCAGAΨG GCCΨACCGGΨ ΨCAACGGCAΨ CGGAGΨGACC CAGAAΨGΨGC 2800
ΨGΨACGAGAA CCAGAAGCΨG AΨCGCCAACC AGΨΨCAACAG CGCCAΨCGGC 2850
AAGAΨCCAGG ACAGCCΨGAG CAGCACAGCA AGCGCCCΨGG GAAAGCΨGCA 2900
GGACGΨGGΨC AACCAGAAΨG CCCAGGCACΨ GAACACCCΨG GΨCAAGCAGC 2950
ΨGΨCCΨCCAA CΨΨCGGCGCC AΨCAGCΨCΨG ΨGCΨGAACGA ΨAΨCCΨGAGC 3000
AGACΨGGACC CΨCCΨGAGGC CGAGGΨGCAG AΨCGACAGAC ΨGAΨCACAGG 3050
CAGACΨGCAG AGCCΨCCAGA CAΨACGΨGAC CCAGCAGCΨG AΨCAGAGCCG 3100
CCGAGAΨΨAG AGCCΨCΨGCC AAΨCΨGGCCG CCACCAAGAΨ GΨCΨGAGΨGΨ 3150
GΨGCΨGGGCC AGAGCAAGAG AGΨGGACΨΨΨ ΨGCGGCAAGG GCΨACCACCΨ 3200
GAΨGAGCΨΨC CCΨCAGΨCΨG CCCCΨCACGG CGΨGGΨGΨΨΨ CΨGCACGΨGA 3250
CAΨAΨGΨGCC CGCΨCAAGAG AAGAAΨΨΨCA CCACCGCΨCC AGCCAΨCΨGC 3300
CACGACGGCA AAGCCCACΨΨ ΨCCΨAGAGAA GGCGΨGΨΨCG ΨGΨCCAACGG 3350
CACCCAΨΨGG ΨΨCGΨGACAC AGCGGAACΨΨ CΨACGAGCCC CAGAΨCAΨCA 3400
CCACCGACAA CACCΨΨCGΨG ΨCΨGGCAACΨ GCGACGΨCGΨ GAΨCGGCAΨΨ 3450
GΨGAACAAΨA CCGΨGΨACGA CCCΨCΨGCAG CCCGAGCΨGG ACAGCΨΨCAA 3500
AGAGGAACΨG GACAAGΨACΨ ΨΨAAGAACCA CACAAGCCCC GACGΨGGACC 3550
ΨGGGCGAΨAΨ CAGCGGAAΨC AAΨGCCAGCG ΨCGΨGAACAΨ CCAGAAAGAG 3600
AΨCGACCGGC ΨGAACGAGGΨ GGCCAAGAAΨ CΨGAACGAGA GCCΨGAΨCGA 3650
CCΨGCAAGAA CΨGGGGAAGΨ ACGAGCAGΨA CAΨCAAGΨGG CCCΨGGΨACA 3700
ΨCΨGGCΨGGG CΨΨΨAΨCGCC GGACΨGAΨΨG CCAΨCGΨGAΨ GGΨCACAAΨC 3750
AΨGCΨGΨGΨΨ GCAΨGACCAG CΨGCΨGΨAGC ΨGCCΨGAAGG GCΨGΨΨGΨAG 3800
CΨGΨGGCAGC ΨGCΨGCAAGΨ ΨCGACGAGGA CGAΨΨCΨGAG CCCGΨGCΨGA 3850
AGGGCGΨGAA ACΨGCACΨAC ACAΨGAΨGAC ΨCGAGCΨGGΨ ACΨGCAΨGCA 3900
CGCAAΨGCΨA GCΨGCCCCΨΨ ΨCCCGΨCCΨG GGΨACCCCGA GΨCΨCCCCCG 3950
ACCΨCGGGΨC CCAGGΨAΨGC ΨCCCACCΨCC ACCΨGCCCCA CΨCACCACCΨ 4000
CΨGCΨAGΨΨC CAGACACCΨC CCAAGCACGC AGCAAΨGCAG CΨCAAAACGC 4050
ΨΨAGCCΨAGC CACACCCCCA CGGGAAACAG CAGΨGAΨΨAA CCΨΨΨAGCAA 4100
ΨAAACGAAAG ΨΨΨAACΨAAG CΨAΨACΨAAC CCCAGGGΨΨG GΨCAAΨΨΨCG 4150
ΨGCCAGCCAC ACCCΨGGAGC ΨAGCAAAAAA AAAAAAAAAA AAAAAAAAAA 4200
AAAAGCAΨAΨ GACΨAAAAAA AAAAAAAAAA AAAAAAAAAA AAAAAAAAAA 4250
AAAAAAAAAA AAAAAAAAAA AAAAAAAAAA AAAA 4284

図3-6 ファイザーBNTワクチン（BNT162b2）の全塩基配列(14)

コンピュータプログラムの0と1をAT（Ψ）GCの4文字に替えたと思えばよい。太字は、スパイクタンパクの遺伝子暗号。最初のアンダーラインはcap構造。3900番台のアンダーラインはストップ信号。Ψ（1-メチル・シュード・ウリジン）のところは本来ウリジンであるが、すべてΨに替えられている

```
GAGAAΨAAAC ΨAGΨAΨΨCΨΨ CΨGGΨCCCCA CAGACΨCAGA GAGAACCCGC   50
CACCAΨGΨΨC GΨGΨΨCCΨGG ΨGCΨGCΨGCC ΨCΨGGΨGΨCC AGCCAGΨGΨG  100
ΨGAACCΨGAC CACCAGAACA CAGCΨGCCΨC CAGCCΨACAC CAACAGCΨΨΨ  150
ACCAGAGGCG ΨGΨACΨACCC CGACAAGGΨG ΨΨCAGAΨCCA GCGΨGCΨGCA  200
CΨCΨACCCAG GACCΨGΨΨCC ΨGCCΨΨΨCΨΨ CAGCAACGΨG ACCΨGGΨΨCC  250
ACGCCAΨCCA CGΨGΨCCGGC ACCAAΨGGCA CCAAGAGAΨΨ CGACAACCCC  300
GΨGCΨGCCCΨ ΨCAACGACGG GGΨGΨACΨΨΨ GCCAGCACCG AGAAGΨCCAA  350
CAΨCAΨCAGA GGCΨGGAΨCΨ ΨCGGCACCAC ACΨGGACAGC AAGACCCAGA  400
GCCΨGCΨGAΨ CGΨGAACAAC GCCACCAACG ΨGGΨCAΨCAA AGΨGΨGCGAG  450
ΨΨCCAGΨΨCΨ GCAACGACCC CΨΨCCΨGGGC GΨCΨACΨACC ACAAGAACAA  500
CAAGAGCΨGG AΨGGAAAGCG AGΨΨCCGGGΨ GΨACAGCAGC GCCAACAACΨ  550
GCACCΨΨCGA GΨACGΨGΨCC CAGCCΨΨΨCC ΨGAΨGGACCΨ GGAAGGCAAG  600
CAGGGCAACΨ ΨCAAGAACCΨ GCGCGAGΨΨC GΨGΨΨΨAAGA ACAΨCGACGG  650
CΨACΨΨCAAG AΨCΨACAGCA AGCACACCCC ΨAΨCAACCΨC GΨGCGGGAΨC  700
ΨGCCΨCAGGG CΨΨCΨCΨGCΨ CΨGGAACCCC ΨGGΨGGAΨCΨ GCCCAΨCGGC  750
AΨCAACAΨCA CCCGGΨΨΨCA GACACΨGCΨG GCCCΨGCACA GAAGCΨACCΨ  800
GACACCΨGGC GAΨAGCAGCA GCGGAΨGGAC AGCΨGGΨGCC GCCGCΨΨACΨ  850
AΨGΨGGGCΨA CCΨGCAGCCΨ AGAACCΨΨCC ΨGCΨGAAGΨA CAACGAGAAC  900
GGCACCAΨCA CCGACGCCGΨ GGAΨΨGΨGCΨ CΨGGAΨCCΨC ΨGAGCGAGAC  950
AAAGΨGCACC CΨGAAGΨCCΨ ΨCACCGΨGGA AAAGGGCAΨC ΨACCAGACCA 1000
GCAACΨΨCCG GGΨGCAGCCC ACCGAAΨCCA ΨCGΨGCGGΨΨ CCCCAAΨAΨC 1050
ACCAAΨCΨGΨ GCCCCΨΨCGG CGAGGΨGΨΨC AAΨGCCACCA GAΨΨCGCCΨC 1100
ΨGΨGΨACGCC ΨGGAACCGGA AGCGGAΨCAG CAAΨΨGCGΨG GCCGACΨACΨ 1150
CCGΨGCΨGΨA CAACΨCCGCC AGCΨΨCAGCA CCΨΨCAAGΨG CΨACGGCGΨG 1200
ΨCCCCΨACCA AGCΨGAACGA CCΨGΨGCΨΨC ACAAACGΨGΨ ACGCCGACAG 1250
CΨΨCGΨGAΨC CGGGGAGAΨG AAGΨGCGGCA GAΨΨGCCCCΨ GGACAGACAG 1300
GCAAGAΨCGC CGACΨACAAC ΨACAAGCΨGC CCGACGACΨΨ CACCGGCΨGΨ 1350
GΨGAΨΨGCCΨ GGAACAGCAA CAACCΨGGAC ΨCCAAAGΨCG GCGGCAACΨA 1400
CAAΨΨACCΨG ΨACCGGCΨGΨ ΨCCGGAAGΨC CAAΨCΨGAAG CCCΨΨCGAGC 1450
GGGACAΨCΨC CACCGAGAΨC ΨAΨCAGGCCG GCAGCACCCC ΨΨGΨAACGGC 1500
GΨGGAAGGCΨ ΨCAACΨGCΨA CΨΨCCCACΨG CAGΨCCΨACG GCΨΨΨCAGCC 1550
CACAAAΨGGC GΨGGGCΨAΨC AGCCCΨACAG AGΨGGΨGGΨG CΨGAGCΨΨCG 1600
AACΨGCΨGCA ΨGCCCCΨGCC ACAGΨGΨGCG GCCCΨAAGAA AAGCACCAAΨ 1650
CΨCGΨGAAGA ACAAAΨGCGΨ GAACΨΨCAAC ΨΨCAACGGCC ΨGACCGGCAC 1700
CGGCGΨGCΨG ACAGAGAGCA ACAAGAAGΨΨ CCΨGCCAΨΨC CAGCAGΨΨΨG 1750
GCCGGGAΨAΨ CGCCGAΨACC ACAGACGCCG ΨΨAGAGAΨCC CCAGACACΨG 1800
GAAAΨCCΨGG ACAΨCACCCC ΨΨGCAGCΨΨC GGCGGAGΨGΨ CΨGΨGAΨCAC 1850
CCCΨGGCACC AACACCAGCA AΨCAGGΨGGC AGΨGCΨGΨAC CAGGACGΨGA 1900
ACΨGΨACCGA AGΨGCCCGΨG GCCAΨΨCACG CCGAΨCAGCΨ GACACCΨACA 1950
ΨGGCGGGΨGΨ ACΨCCACCGG CAGCAAΨGΨG ΨΨΨCAGACCA GAGCCGGCΨG 2000
ΨCΨGAΨCGGA GCCGAGCACG ΨGAACAAΨAG CΨACGAGΨGC GACAΨCCCCA 2050
ΨCGGCGCΨGG AAΨCΨGCGCC AGCΨACCAGA CACAGACAAA CAGCCCΨCGG 2100
AGAGCCAGAA GCGΨGGCCAG CCAGAGCAΨC AΨΨGCCΨACA CAAΨGΨCΨCΨ 2150
GGGCGCCGAG AACAGCGΨGG CCΨACΨCCAA CAACΨCΨAΨC GCΨAΨCCCCA 2200
CCAACΨΨCAC CAΨCAGCGΨG ACCACAGAGA ΨCCΨGCCΨGΨ GΨCCAΨGACC 2250
AAGACCAGCG ΨGGACΨGCAC CAΨGΨACAΨC ΨGCGGCGAΨΨ CCACCGAGΨG 2300
CΨCCAACCΨG CΨGCΨGCAGΨ ACGGCAGCΨΨ CΨGCACCCAG CΨGAAΨAGAG 2350
CCCΨGACAGG GAΨCGCCGΨG GAACAGGACA AGAACACCCA AGAGGΨGΨΨC 2400
GCCCAAGΨGA AGCAGAΨCΨA CAAGACCCCΨ CCΨAΨCAAGG ACΨΨCGGCGG 2450
CΨΨCAAΨΨΨC AGCCAGAΨΨC ΨGCCCGAΨCC ΨAGCAAGCCC AGCAAGCGGA 2500
```

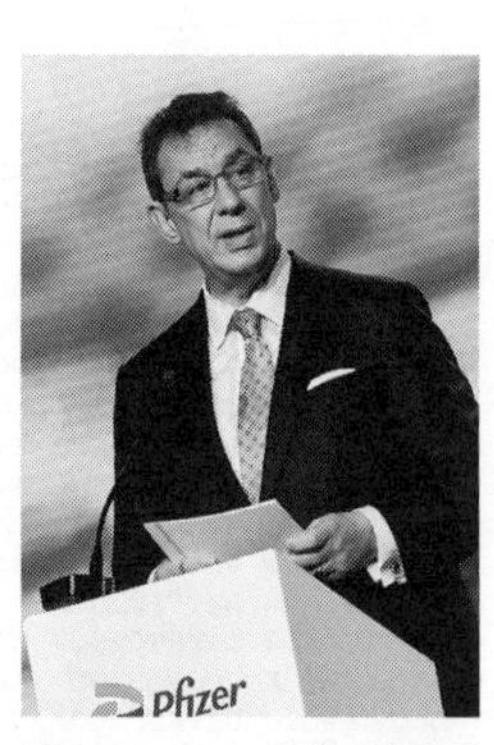

図3-7　ファイザー社 CEO ブーラ
（写真：ロイター／アフロ）

次はトップ同士の話し合いとなった。ファイザーのCEOブーラ（Albert Bourla）は、確証済みの技術ではないmRNAワクチンと知って驚いた。それにシャヒンのことも知らなかった。一方、シャヒンは、ファイザーのような巨大企業が相手では、同じレベルの契約にならないことを恐れた。さらに、大企業にありがちなコンセンサス重視により、開発のスピードが落ちるのも心配した。しかし、電話会談によって互いに信頼を得た2人は、50：50で契約することで合意した。

ブーラは、NYタイムズのインタビューで、シャヒンについて、次のように言っている。

「彼はサイエンスだけに興味があり、ビジネスの討論を好まない。私は、彼を100％信用している」

モデルナとＮＩＨの共同作戦

モデルナは2010年、アフェヤン（Noubar Afeyan）によって創設された。モデルナは、ビオンテックよりもさらに小さい会社である（2019年の社員はビオンテック1300人、モデルナ８３０人）。それ以外にも、モデルナとビオンテックは共通している点がある。それは、ｍＲＮＡをテコに新しい創薬にチャレンジしようとしていることであった。加えて、ビオンテックもモデルナも２０１０年より少し前に創設されたベンチャーであり、野心的な研究を行っているが、臨床で使われるようになった薬がひとつもない。両社とも、創立者が移民であることまで同じだ。両社は、いち早くカリコーのパテントをペンシルベニア大学と契約する。バンセル（Stéphane Bancel）は、２０１１年、フランスの製薬大手ビオメリューのＣＥＯから、ｍＲＮＡ製薬にチャレンジするため、２人目の社員としてモデルナに移ってきた。

２０２０年1月のある日、アフェヤンは、娘の誕生日を祝うため、レストランにいた。そのとき、ＣＥＯバンセルから緊急のメッセージが入った。手袋ももたないまま、急いで外に出てスイスに電話をすると、バンセルはＣｏＶ－２に対するｍＲＮＡワクチンの開発を始めようと言った。アフェヤンは直ちに同意した。バンセルは、経営会議を気にすることはないと付け加えた。モデルナは、アメリカ国立アレルギー・感染症研究所（ＮＩＡＩＤ）と共同研究することになった。所長のファウチ（Anthony Fauci）は、心配することはない、「Go for it」だと支援を約束してくれた。モデルナは、得がたい共同研究の相手を得た。

モデルナは、２日間でｍＲＮＡワクチンの設計を終えた。41日後には、最初のワクチンを

NIH（アメリカ国立衛生研究所）に送った。バンセルとアフェヤンはそのときの配送ボックスの写真を電話の待ち受け画面にしている。

移民

ここまでに登場した人物のほとんどは移民である。シャヒン夫妻はトルコからドイツへの移民2世、ファイザーのCEOブーラはギリシャからの移民、ワクチン担当のジャンセンは東ドイツからアメリカに逃げてきた。モデルナのアフェヤンはベイルート生まれのアルメニア人である。さらに、このプロジェクトに関わっていた人たちの国籍は60カ国、男女は同数だという。まさに、移民の高いモチベーション、多様性が生み出すエネルギーが、この画期的なワクチンの背後にあったのだ。日本が、ワクチンだけでなく、あらゆる分野で先端を切り開けないでいる理由が分かったような気がする。

mRNAワクチンの運び屋

DNAにしても、RNAにしても、細胞のなかには簡単に潜り込めない。もし、体内に浮いている遺伝子情報を細胞が勝手に取り入れたら困るからである。細胞に届けるためには、特別に工夫された運び屋を使わねばならない。

mＲＮＡは、脂質の膜のなかに閉じ込めて細胞に入れる。なぜ、脂質の膜を使うのか。それは、細胞の膜が脂質二重層といわれる構造でできているからである。細胞膜の外側と内側は水に対して親和性があるが、膜自身は疎水性の性質をもつ（図３－８）。このため、細胞は水に浮かんでも溶けずに形を保つことができるのだ。mＲＮＡの運び屋、脂質ナノ粒子も同じ構造をもっている。このため、脂質ナノ粒子と細胞膜は融合し、mＲＮＡを細胞内部に放出することが可能である。

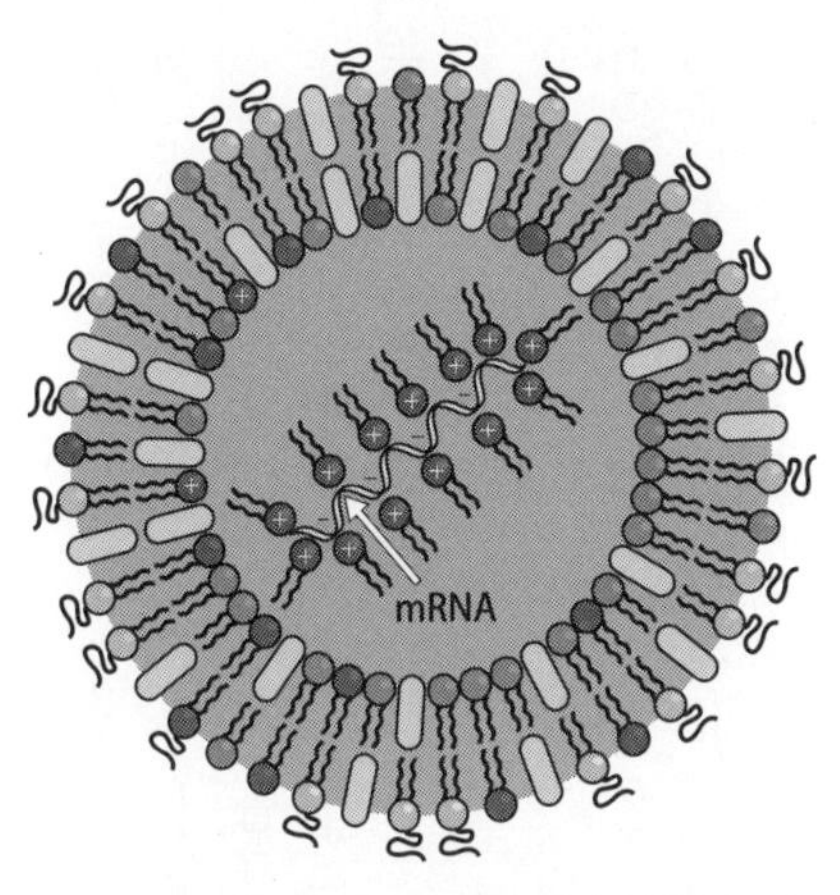

図3－8　mRNA ワクチンの運び屋

脂質ナノ粒子は、細胞膜の外側と内側は親水性、膜自身は疎水性の二重になっている（脂質二重層）。細胞膜も同じ構造をもつため、細胞とナノ粒子の膜同士が融合して、mRNA を細胞内部に送り込む。図に示す４種の脂質からできている(15)

mＲＮＡを細胞に入れるために脂質を用いるというやり方を最初に発見したのは、当時、サンディエゴのソーク研究所で研究をしていたマローン（Robert Malone）であった[15]。１９８７年、彼はmＲＮＡを加えた油のドロップのなかに細胞を入れておくと、mRNAが細胞に取り込まれ、タンパクを作ることを発見した。2021年にネイチャーに載った脂質ナノ粒子の論文には、彼が最初に実験したことを示す実験ノートが載っている。これは明らかに、ノーベル賞を意識してのものだろう。しかし、マローンはなぜか、mRNAワクチンの安全性について、ADE（抗体依存性感染増強、第4章）を理由に異議を唱えるようになった。総説には、マローン以来の何人もの研究者が複雑に絡んだ経過と年表が記載されている[15]（総説のタイトルは「mRNAワクチンのもつれた歴史」）。

さすがのビオンテックも、脂質ナノ粒子の開発まではできなかった。シャヒンが目をつけたのは、カナダのアクイタス・セラピューティックス（Acuitas therapeutics）社という従業員25名の小さなベンチャーであった。この会社は、オーストリアに工場をもっているので都合がよかった。ファイザーとビオンテックは、このベンチャーと契約し、ワクチンにとって必須の脂質ナノ粒子を大量に作ってもらう契約にこぎ着けた。[16]

しかし、規制当局の認可を取るのには、最短でも5カ月が必要な動物毒性試験が必要だった。ところが、ドイツの規制当局は、緊急性を理解し、毒性試験は不必要としてくれた。かくして、2月の初めには、臨床試験のためのmRNAワクチンの製造が可能になった。

ワクチンに用いた脂質ナノ粒子は、4種類の脂質から構成されている。そのうちのひとつ、イオン化脂質が、ワクチンの成功を握っている（図3－8）。脂質ナノ粒子は、ワクチンの保存にも影響を及ぼす。ファイザーＢＮＴワクチンとモデルナワクチンの保存温度が違う（それぞれ、マイナス78度とマイナス20度）のは、脂質の違いによる。

ビオンテックへの資金援助

バイオテクノロジーのベンチャーは、か細い存在である。立派に育つ前に、3つの運命が待っている。他のバイオベンチャーと合併を強いられるか、激安価格で売り飛ばされるか、破産し大切な特許を売らざるを得なくなるか、である。

ビオンテックは、資金繰りに力を入れ、専門の人材が参加していた。そして幸運にも、シャヒンのニュー・テクノロジーに財政援助をしようという投資家がいた。シュトリュングマン投資会社の双子のオーナーであった（Andreas and Thomas Strüngmann）。シュトリュングマン兄弟は、ｍＲＮＡ医学の将来性を見込み、穴馬に賭けてみようと思った。それに彼らは、シャヒンとテュレジ夫妻に魅了されていた。シュトリュングマン投資会社は、シャヒンに1億５０００万ユーロを投資することにした。その資金を基に２００８年6月、ビオンテック社はマインツでひっそりと誕生した。BioNTechの「ＮＴ」はNew Technologyから取った。リーマンショックの3カ月前であった。２０１１年、シュトリュングマンは投資額を倍増した。

ビオンテックのもつ特許の価値が認められ、彼らは、イーライリリー、サノフィなどのメガファーマとも連携できるようになるまで成長した。２０１７年には６億ドルの投資を得た。ついに、ビオンテックはニューヨークで上場するまでになった。２０２０年のコロナ禍の前に、すでに資金面ではかなりの準備ができていたことになる。

ＥＵ

ビオンテックがヨーロッパの企業であるにもかかわらず、ＥＵは財政支援、審査手続き、ワクチン発注のいずれにおいても、慎重であった。しかし、ｍＲＮＡワクチンが本物であることが分かるにしたがって、ＥＵ諸国から本部に批判が高まってきた。「ワクチン供給が少なすぎ、遅すぎたのはＥＵが金を出し惜しみしたからだ」という声が上がって、フランスのマクロン大統領は「（ＥＵには）迅速性も積極性も足りなかった」ことを認めた。ノーベル経済学賞受賞者であるクルーグマンは「ＥＵのワクチン調達は大失敗」とまで言った。[17]

ビオンテックを重視していなかったＥＵが一転して、ワクチン確保に乗り出した。その最中に日本は、ファイザーＢＮＴワクチン供給についてＥＵと交渉することになる。工場がＥＵにあるだけで、ＥＵが自分の会社のように出し惜しみするのは、われわれにとって理解ができなかったが、ともあれ、相当数確保できたのはよかったし、困難な交渉に当たった政府関係者には感謝するほかない。同時に、自前でワクチンを確保することの重要性も分かった。少なくとも、ワクチンのライセンス製造くらいは日本でもできるようにしなければならないだろう。

一方、ＥＵ脱退を決めていたイギリスは、ＥＵ枠外ということで、自らの判断で動くことができた。イギリスには国産のアストラゼネカがあるにもかかわらず、ＦＤＡの承認前、２０２０年12月２日に緊急使用を承認し、12月５日に、世界に先駆けてファイザーと供給の契約を結んだ。経口薬についても、メルク、ファイザーとＦＤＡの承認以前か直後に契約を結んでいる。ＥＵからの脱退は、少なくともＥＵの官僚主義にしばられずに行動できるという点では、イギリスのコロナ危機を救うのに役立った。

自己資金での開発

トランプ大統領は、ＣＯＶＩＤに対するワクチン、医薬品、診断薬の開発を促進するために、「Operation Warp Speed（ＯＷＳ：オペレーション・ワープ・スピード）」と名付けた国家戦略を立ち上げた。「Warp Speed」は超高速という意味である。言葉の意味では、シャヒンの「Light Speed」よりは遅いが、いずれも大急ぎで開発しろという命令であった。トランプ大統領は、ワクチン開発に100億ドルを用意し、3つのタイプのワクチンごとにそれぞれ2社を財政的に支援するとした。

しかし、ファイザーのCEOブーラは、その支援を断った。「トランプ大統領は選挙で勝つために政治的に動いていた。あそこで、お金を受け取っていたら、取締役会への参加を求めてくることは分かっていた」……「役所の仕事で、研究者を悩ませることだけはしたくなかった」。その代わり、ブーラはアメリカ政府と直接購入の契約を結んだ。政府は、ファイザーに1億回分の初回発注を行い、さらに5億回分を追加した。[5]

ファイザーのホームページを見て驚くのは、開発中の薬剤、ワクチンなどがものすごく多いことである。ワクチンだけでも17が開発中（第1、2、3相）、あるいは登録されている。[18] これだけのワクチンを並行して開発できることだけでも、相当の財力がある証である。政府の予算を当てにしなくても、開発ができるのだ。メガファーマの底力を見せつけられた。

［コラム3-2］ ワクチンの製造

地球上の人間70億人の70％にワクチンを接種するには、50億人分のワクチンが必要である。ひとり2回接種するとしても、100億回分になる。どうしたら、そんな数のワ

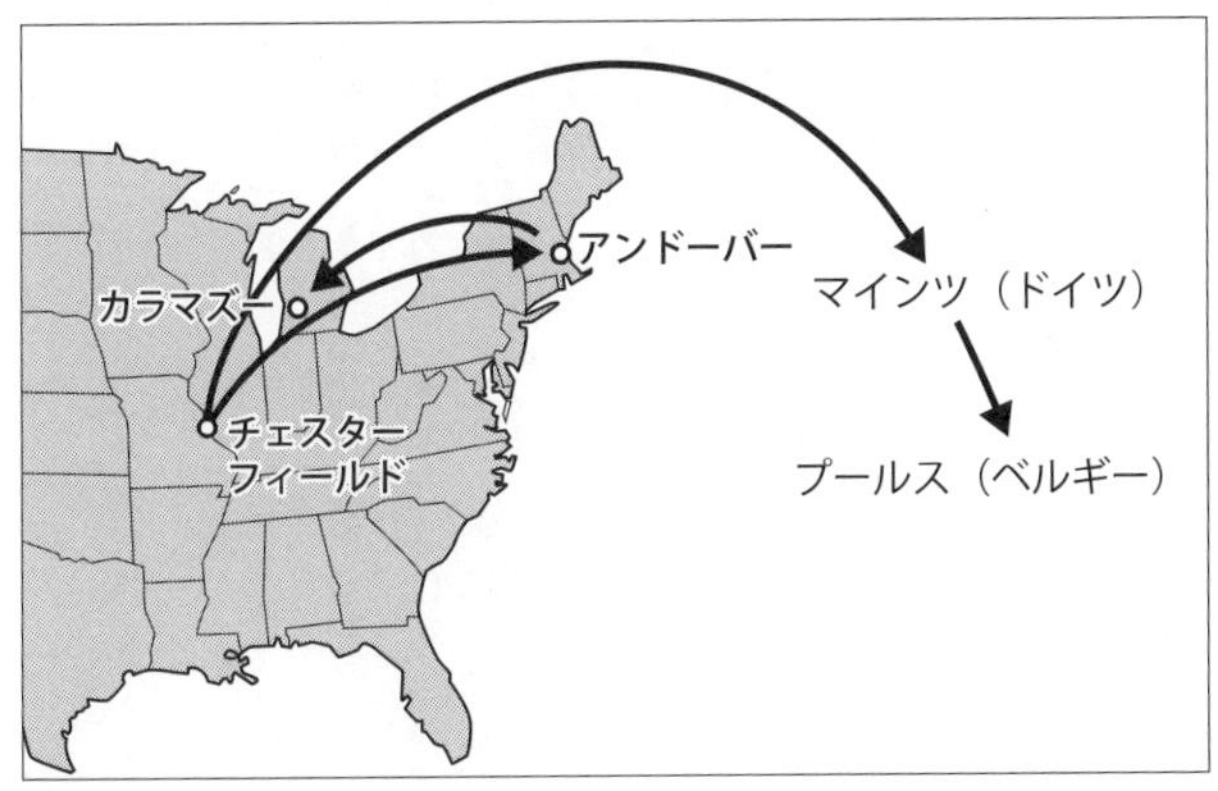

図3-9　ワクチンの製造
ファイザー BNT ワクチン製造は、アメリカとヨーロッパの5つの工場のチームプレイで進められる(19)

クチンを作ることができるのか、実験室で、1ml以下の実験をしていた人間にとっては想像もできないことであった。ファイザーBNTワクチン製造過程を動画にしたNYタイムズの記事を参考に、まとめてみよう。[19]

　ワクチンの製造には60日かかるが、その半分の時間は品質の確認である。完成までに5万回の操作があり、どのひとつが間違ってもそのバッチは廃棄になる。実際に、脂質のひとつに問題があったときには、原因を特定するために時間を要した。

　ワクチンは大きく3つのステップで生産される（図3-9）。

- ステップ1（ミズーリ州、チェスターフィールド）：

ワクチンのDNAを組み込んだ大腸菌を増やし、DNAを作る。1500万回分のDNAを1リットル瓶に凍結し、第2ステップに送る。

- ステップ2（マサチューセッツ州、アンドーバーおよびドイツ、マインツ）：DNAからmRNAを転写する。この段階で、ウリジンはシュード・ウリジンに置き換えられる。mRNAはチェスターフィールドに送られ、品質を確認する。アンドーバーの工場では、1週間に1億5000万回分の製造能力がある。
- ステップ3（ミシガン州、カラマズーおよびベルギー、プールス）：脂質の溶液とmRNAを混ぜ、電気をチャージして、ナノ脂質粒子に包み込み、ワクチンとなる。バイアル瓶に詰め、紫色のキャップをかぶせ、4週間のテスト期間を経て送り出される。

2 ついに95%有効のmRNAワクチンができた

実際に、第1相から第3相の臨床試験はどのように進められたのであろうか。ファイザー

BNTワクチンを例に順を追って見てみよう（図3-10）。

第1／2相試験

mRNAワクチンの臨床試験は、驚くほどのスピードで行われた。ワクチンの設計図はわずか3日で完成した。安全性と免疫誘導性を見る第1／2相試験は、18歳～85歳の健常者200人弱を対象に、5月4日から6月22日まで行われた。10、20、30μg（マイクログラム）の候補ワクチンを3週間の間をおいて2回接種し、反応を見た。その結果、注射部位の反応、全身症状は半分以上の接種者に見られたが、いずれも軽度であった。中和抗体とキラーT細胞は、ワクチンに反応して、接種後2週間から著しく上昇し、8週間の観察期間を通じて継続した。mRNAがスパイクタンパクを作り、それに免疫系が反応したのは明らかであった。最初の8つの候補から始まって、2つが残り、より高齢者への副反応が少なかったBNT162b2が最終的に選ばれた。[20]

第2／3相試験

第1／2相試験の結果を受けて、7月27日から11月14日まで、16歳以上の4万3548人を対象とした第2／3相臨床研究が行われた。試験は、ワクチン接種群と生理的食塩水のプ

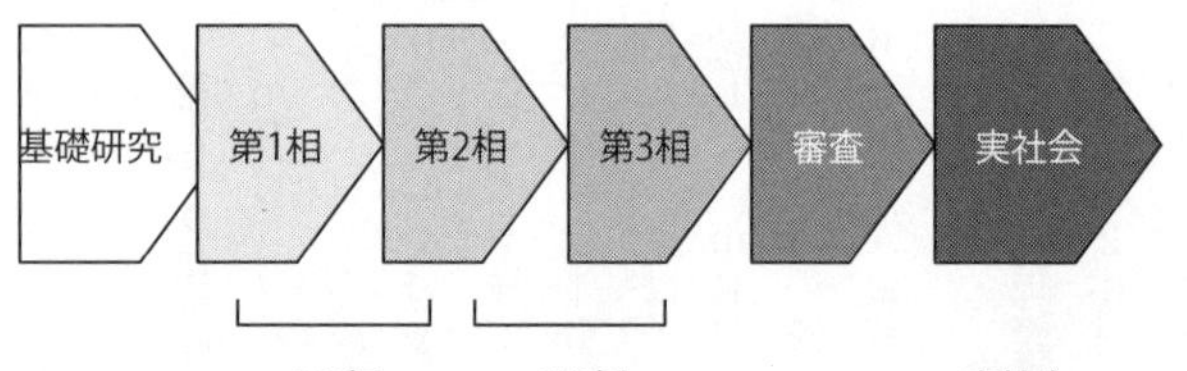

図3-10　ワクチンが承認されるまでの経過

ラセボ群に分け、接種する側も被験者も何を注射されたかが分からない「二重盲検（double blind）法」で行われた（各群2万1700人）。4万人を超える被験者は、アメリカ、アルゼンチン、ブラジル、南アフリカ、トルコ、ドイツから集められた。アジア人は1608人含まれている。しかし、このなかに日系人が何人入っているかの情報はない。このため、PMDAは日本在住の日本人による第1／2相試験をファイザーに要求し、改めて審査することにした。このため、日本のワクチン接種は2カ月遅れてしまう（第5章）。

「それどころか、効果大ありだ」

9月8日、NBCテレビの「TODAY」ショーに出演したブーラは、10月の終わりにはワクチンの答えが出るだろう、と話した[21]。これに直ちに反応したのは、11月3日に再選を控えているトランプ大統領であった。これまでFDAに圧力をかけたのと同じように、トランプはファイザーにも圧力をかけるのではないかと、多くの人は心配した。アメリカの主な医学系大学の代表者60人は、ブーラに、ワクチンの開発を急がないように、そんなことをしたらワクチンの信頼性を失うことになる、という書簡を送った。[22] しかし、ファイザーは政府の資金をもらっていなかったので、トランプの圧力にも屈しなかった。

10月中に答えが出るというブーラの発言が軽すぎたのは確かだが、それはほんの少し早かっただけであった。11月9日、大統領選挙が終了したあと、ファイザーBNTは、94人の感染者のデータを発表した。[23] それには、具体的なデータを示さないまま、ワクチンは90％以上有効と書かれていた。ファイザーは世間の反応を見るようにデータを小出しにしたが、12月17日、NEJMの論文でついにその詳細が明らかになった。[24]

90％以上有効というデータが出たときのブーラとシャヒンの通話内容が『mRNAワクチンの衝撃』に載っている。[5]

午後8時頃電話が鳴った。ブーラはポーカーフェイスを演じているような声音で、「結果を知りたいかい」と尋ねた。シャヒンはふざけて「いいや」と言ったが、このジョークは誰にも受けなかった。永遠にも思える数秒間ののち、ブーラが沈黙を破るように言った。

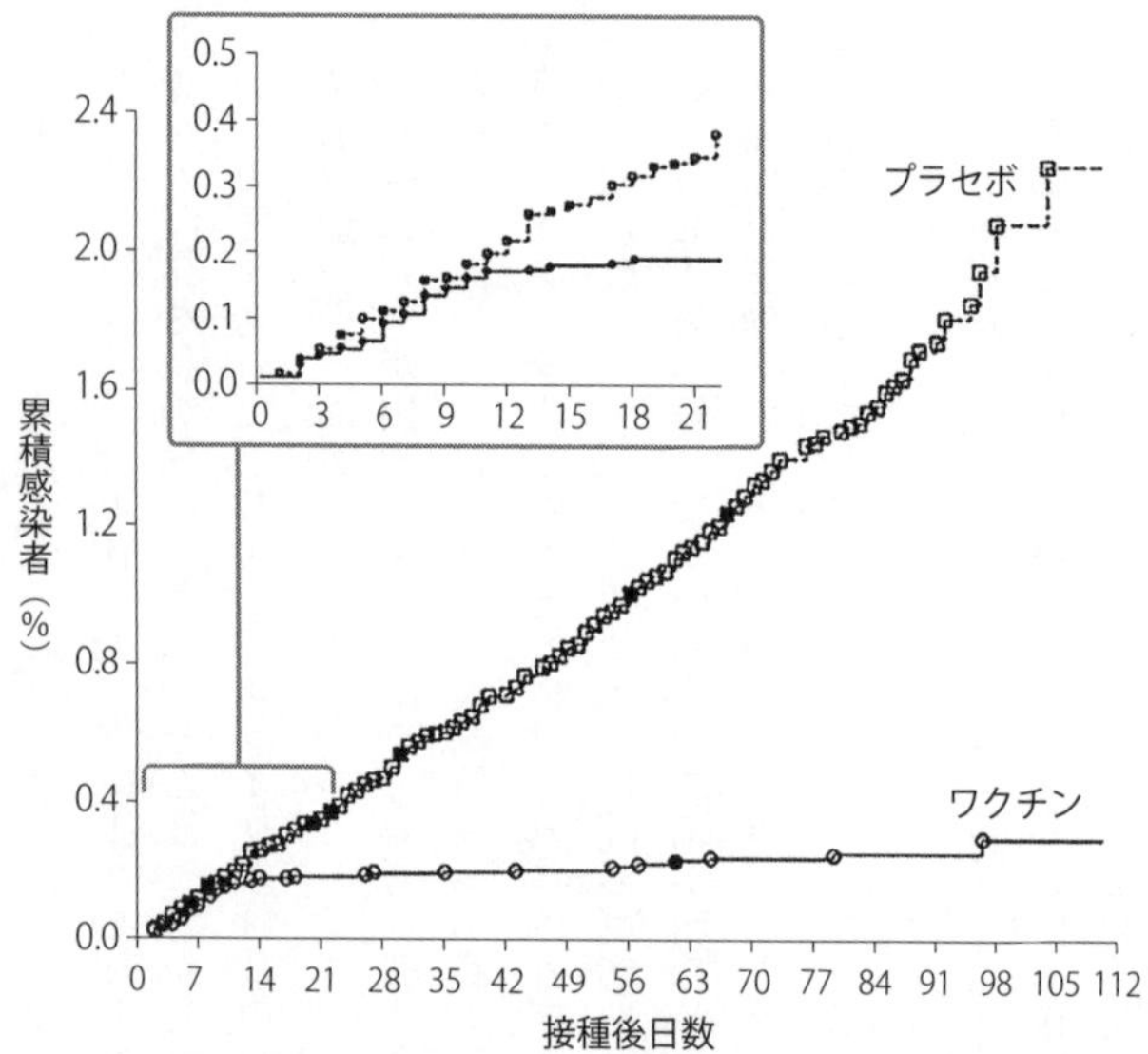

図3-11　ファイザーBNTワクチン（BNT162b2）の感染抑制効果

プラセボ群は時間と共に直線的に感染者が増加するのに対し、ワクチン接種者は２回目接種後２週間から横ばいである。挿入図は、最初の３週間の拡大。２回目接種後12日くらいから効果が出るのが分かる(24)

「効果ありだよ！」そしてその言葉を確かめるように一呼吸おくと、さらにこう付け加えた。「それどころか、効果大ありだ」

論文の「95％有効」という数字は、プラセボ群とワクチン群の感染進行の図でより明確に示された。図３-11に示すように、プラセボ群は感染が時間と共に直線的に増えていくのに対し、ワクチン群は横ばいである。この図は非常に説得力があった。

有効率＝１－［ワクチン群の感染者（%）／プラセボ群の感染者（%）］
ワクチン群の感染者：２万1669人中９人＝0.04%
プラセボ群の感染者：２万1686人中172人＝0.79%
有効率：１－［0.04／0.79］＝79／79－4／79＝75／79＝94.9%

有効率

論文では、図３-11の下に実際の人数が示されている。そのデータから有効率を計算してみよう（図３-12）。有効率は、上の数式で計算される。

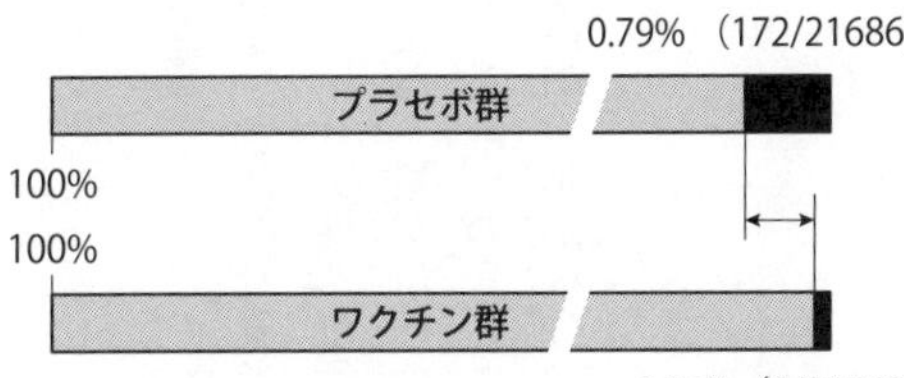

図3-12　ファイザーBNTワクチンの感染予防効果
プラセボ群とワクチン群の感染者の差が有効率となる。ワクチン接種していれば感染しなかった割合はプラセボ群の［79－４］／79＝0.949。したがって有効率は94.9%となる（上記数式を参照）

　分かりやすい言い方をすると、ワクチン接種でも０・04%が感染したので、プラセボ群の感染者０・79%のうちの94・9%が、ワクチンさえ打っていれば感染を防げたであろう。ちなみに、インフルエンザワクチンの有効性は40〜60%、麻疹ワクチンの有効性は97%と言われている。

　図３-11を見ていると、正直、プラセボを接種された人が気の毒になってくる。しかし、安心してよい。プラセボを接種された彼ら／彼女らは、ワクチンの効果と安全性が確認されたあと、改めてワク

チンを接種された。[25]

子供へのワクチン接種

上のデータを取ったときの対象者は16歳以上であった。しかし、15歳以下でもCOVIDになるし、特にオミクロン株が流行した第6波においては、保育所、幼稚園のクラスターが起こり、子供から父母、祖父母への家庭内感染が問題になった。子供間と子供からの家庭内感染を抑えようという考えのもとに、15歳以下へのワクチン接種が検討された。[26] ファイザーは慎重に、次の3段階の年齢に分けて臨床試験を行った。[27,28,29,30]

- 12～17歳
- 5～11歳
- 6カ月～4歳

いずれにおいても、成人と同じように、3週間の間隔をあけての二段階接種、プラセボによる二重盲検、感染予防効果をエンドポイントにするという、成人と全く同じ厳密なプロトコールであった。ただし11歳以下の接種量は10μgに下げている（成人は30μg）。

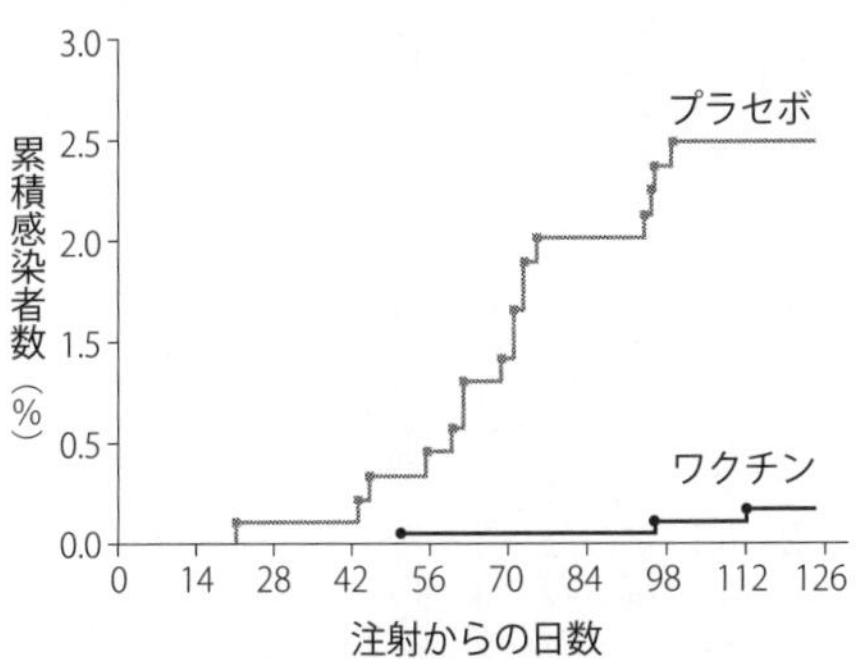

図3-13　5歳から11歳の子供2268人へのファイザーBNTワクチンの二重盲検試験結果
ワクチンの感染予防効果は、図から明らかである(28)

12〜17歳のグループ、5〜11歳のグループのいずれでも、重大な副反応はなく、感染予防の有効率は90%であった。この結果から、FDAおよびCDCは、緊急承認を出した。図3-13は、5〜11歳グループに対するファイザーBNTワクチンの効果である。成人と同じように、きれいに感染を予防していることが分かる。[28]

しかし、4歳以下への接種の成績は、2〜4歳の年齢層は無効であったが、6カ月〜2歳未満では、ほかの年齢層と同じように効果があるという、一定しないデータであった。ファイザーは、オミクロン株の感染を考えて、3回目の注射をするプロトコールを考えているという。現状では、FDAは4歳以下へのブースター接種を保留している。[29]

多くの感染症に対するワクチンは、子供、それも2歳以下のときに接種することが多いので、子供への接種それ自体は、珍しいことではないし、もしもそれで長く続く免疫が得られれば理想的である。免疫の持続性を含めて、長期の観察が必要である。

FDAによる審査

トランプ前大統領が何を仕掛けてくるか分からなかったため、厳重な警戒のなかで、FDAはファイザーからデータを受け取った。しかし、トランプがホワイトハウスを去ったあと、FDAは誰にも遠慮する必要はなかった。審査の透明性もこれまでにない方法で確保した。2020年12月10日の外部委員による討論はインターネットで生配信され、24時間ニュースチャンネルで放送されたのだ。22人の委員は「あらゆる科学的証拠から判断して、ファイザーBNTワクチンが16歳以上の人に使用した場合、リスクよりもベネフィットの方が大きいと言えるか？」という問いに答えなければならない。17人が肯定し、1人が棄権、4人が否定した。[5] 否定のうちの2人は、16、17歳のデータが不足しているという理由であった。

その翌日の12月11日、FDAはこのワクチンの緊急使用を発表した。それよりも早く、イギリスは12月2日に緊急使用を承認した（77頁）。WHOも12月31日に緊急使用を承認した。FDAもWHOも50％以上の有効性をワクチンに求めていたので、当然の判断である。しかし、日本の特別承認はFDAよりも3カ月遅れてしまった。その理由については第5章で述べる。

2021年8月23日、FDAは、ファイザーBNTワクチンを最終的に承認した。

実社会でも感染を抑えた

実社会における接種は、12月8日、一番先に承認したイギリスから始まった。最初に接種を受けたのは、1950年代にイギリスで最初にBCGを受けたひとり、マギー・キーナンスであった。彼女は「メリー・クリスマス」と書かれたTシャツの袖をまくって肩を出した。あと1週間で91歳になるという元宝石店員の姿は世界中に放送された。彼女は「これでやっと家族や友人と一緒に過ごせるようになる。最高の誕生日プレゼント」と語った。それは、ワクチンを待ち望んでいた大多数の人たちも同じ気持ちであった。[5]

マギーに使われた注射器とバイアル瓶は、ジェンナーの使ったメスと並んで、ロンドンのサイエンス・ミュージアムに展示されている。

実社会のデータは、ワクチンメーカーにとって、非常に重要な情報である。数百万人の接種者について、長期間にわたる有効性、副反応、有害事象などのデータが得られる。実社会データがイスラエルから発表された。実は、私はイスラエルをこれまで4回も科学上の用件で訪問している。イスラエルのように、人口920万人と小さいながらも、科学レベルが高く、国民が科学を信頼し、デジタル化の進んでいる国は、実社会でワクチンの効果を試すのに、最も適した国である。実社会のデータのほしかったファイザーとBNTは接種後の匿名健康データの取得を条件に、イスラエルと優先契約を結んだ。[5] それは、政治的に行き詰まっていたネタニヤフ政権にとっても望ましい取引であった。

2021年3月、イスラエルとハーバード大学などの共同チームがNEJMに発表したデータは、ワクチンの効果を非接種群コントロールと比較するなど信頼がおけるものであった。[31] 16歳以上のワクチン接種者と非接種者のそれぞれ60万人弱について、感染予防と病気予防（発症、入院、重症化、死亡）ともども、ワクチンの効果率を計算した。

その結果、2回目接種後1週間以上経過したときの効果をワクチン非接種者と比較すると、次のようなデータが得られた。

- 感染：92％抑制
- 発症：94％抑制
- 入院：87％抑制
- 重症化：92％抑制

mRNAワクチンは、実社会でも、満足のいく高い効果があった。特に、入院、重症化、死亡などの病状悪化の経過を予防できたのは、第3相試験で得られない収穫であった。ワクチンは、感染を予防するだけでなく、患者の病状を和らげ、死亡を予防することによって医療機関の負担も大幅に減らすのだ。コロナ禍の救世主として期待できることが確認された。

イスラエルのデータから、変異ウイルスに対する有効性、ブースター注射の有効性も分かってきた。それについては、第4章で述べることにする。

3　DNAワクチン

遺伝子情報ワクチン

遺伝子情報ワクチンのひとつ、DNAワクチンもコロナ禍以前には実績がなかったが、mRNAワクチンと並んで成果を挙げた。表3－1に示すように、すでにイギリスからオックスフォード／アストラゼネカ（AstraZeneca）、アメリカからジョンソン＆ジョンソン（以下J&J、実際には、関連会社のJansen社が開発）、ロシアからスプートニクV（Sputnik V）がある。[32,33,34] それぞれの有効率は72～78%の間にあり、十分に免疫が期待できる。なお、中国のカンシノ（CanSino）は現在第3相試験中であるが、実社会で使われている。[35]

オックスフォード大学ジェンナー研究所のギルバート（Sarah Gilbert）は、MERSのワ

		ワクチン	会社	国	有効率
遺伝子情報ワクチン	mRNA	BNT126b2	Pfizer-BioNTeck	米、独	91%
	mRNA	mRNA-1273	Moderna	米	＞90%
	DNA	AZD1222	Oxford-AstraZeneca	英	76%
	DNA	Ad26.COV2.S	J & J	米	72%
	DNA	Sputnik V	Gamaleya	ロシア	77.8%
遺伝子産物ワクチン	タンパク	NVX-CoV2373	Novavax	米	89.7%
	タンパク	Corbevax	Baylor-Biological E.	インド	＞90%
病原体ワクチン	不活化	BBIBP-CorV	Sinopharm	中国	78.1%
	不活化	CoronaVac	Sinovac	中国	50.7%
	不活化	BBV152	Bharat Biotech	インド	77.8%

表3－1　2022年2月までに使用されている主なワクチン[35]
ただし、BNT162b2の有効率が本文と異なっている（資料：The New York Times）

クチンの開発を進めていた。彼女の戦略は、MERSウイルスのスパイクタンパクDNAをチンパンジーのアデノウイルスに組み込んだワクチンであった。この方法をCoV-2に替えればよい。オックスフォード大学のワクチンは、イギリスの大手製薬会社アストラゼネカとの共同研究によって、開発に成功した。ワクチンの試験には、生化学を学ぶ21歳の三つ子の子供たちがギルバートに協力した。このワクチンは、第3相試験の際、注射量に間違いがあった。しかし、不幸中の幸いと言えることに、間違った量の方が90%の有効率を示すことが分かり、プロトコールを訂正した。[36]

DNAの運び屋ウイルス

DNAの運び屋ウイルス（ベクター）として

は、アデノウイルスを使うのが一般的である。アデノウイルスベクターは細胞に感染するが、自らは増えずに、CoV-2のDNAからタンパクを作る。そのあとは、mRNAワクチンと同じである。この技術はすでに確立されており、私の研究室を含め、実験室で盛んに使われていた。アストラゼネカはチンパンジーのアデノウイルスを用いたため、免疫によって排除されるということはない。しかし、ほかの会社はヒトのアデノウイルスを使っているので、以前アデノウイルスによる感冒に罹ったことがある人は、免疫によって排除される可能性がある。しかし、いずれの場合も、重ねて接種しているうちに、アデノウイルスに対して免疫をもつようになり、効かなくなる可能性が残っている。

J&Jワクチンは、1回の注射で済むということであったが、変異ウイルスに対しては、ブースター接種が必要であることが分かった。さらに、mRNAワクチンのブースターとしてDNAワクチンを使うことも推奨されている。

4　ほぼ出そろったコロナワクチン

ワクチンの使用状況

開発が進められていたCOVIDのワクチンは、2021年中にほぼ出そろった。mRN

Aワクチンを先頭に、アデノウイルスを運び屋に用いたDNAワクチンが顔をそろえ、さらに、スパイクタンパクを抗原に用いた遺伝子産物ワクチン、CoV－2を不活化した病原体ワクチンも加わった。2022年2月現在で実際に使用されているのは、すでに10種類に及ぶ（表3－1）。特にベイラー大学（テキサス州）とインドが共同で開発したコルベバックス（Corbevax）は製造費が安価なため、発展途上国での使用が考えられている。バイデン政権はコルベバックス製造に対する支援を表明している。

第4章　ワクチンをめぐる「困った問題」

図書館は注文の多い料理店手洗え名を書けそこに本置け　中野富恵子
ワクチンの接種の列に雪女　加藤　宙

非常に有効なワクチンができた。それも何種類もできた。その一方で、ワクチンをめぐるさまざまな問題も浮かび上がってきた。波状攻撃のように押し寄せる変異ウイルスに対応できるか心配だ。副反応を気にして打たない人もいる。ごく希ではあるが、ワクチンで健康に障害をきたすことがあるのも分かってきた。ワクチンのデマを言いふらす人もいる。政府のワクチンキャンペーンは、余計なことを言うので、「ネガティブキャンペーン」のように聞こえる。

何か新しいことをするときには、いつも「困った問題」が出てくるものだ。この第4章では、そんな諸問題について考えてみたい。

1　ワクチンはいつまで有効か

効くと思って打ったワクチンがだんだん効かなくなる。さらに効かないような変異ウイルスが出てくる。ブースターを打たねばならない。これは、ワクチンの宿命でもあるのだが、困った問題だ。

どのくらいの期間有効なのか

子供のときに打ったワクチンの多くは、効果が終生続くので、ワクチンは一生ものと思っている人が多いのではなかろうか。天然痘をはじめ、破傷風、ジフテリア、風疹、麻疹などのワクチンは確かに50年以上有効なことが分かっている。しかし、すべてのワクチンが、終生にわたる免疫をもつわけではない。インフルエンザワクチンは毎年、肺炎球菌ワクチンは5年に1回の注射が必要である。

ワクチンによる中和抗体は、どのように減少していくのであろうか。ケルン大学のチームは、感染者963人の血中の中和抗体を10カ月にわたって追跡した[1]。その結果、血清中の中和抗体は14・7週（100日）の半減時間で減少するのに対し、IgGまで精製すると半減期は31・4週（220日）まで延びることを明らかにした。

ワクチンによる中和抗体も指数関数的に減少する。ファイザーBNTワクチンを接種した、イスラエルの4868人の医療従事者を6カ月追跡調査したところ、IgG中和抗体は、およそ80日で半減することが分かった（図4-1）。65歳以上の高齢者は、減少の速度が速かった。[2]

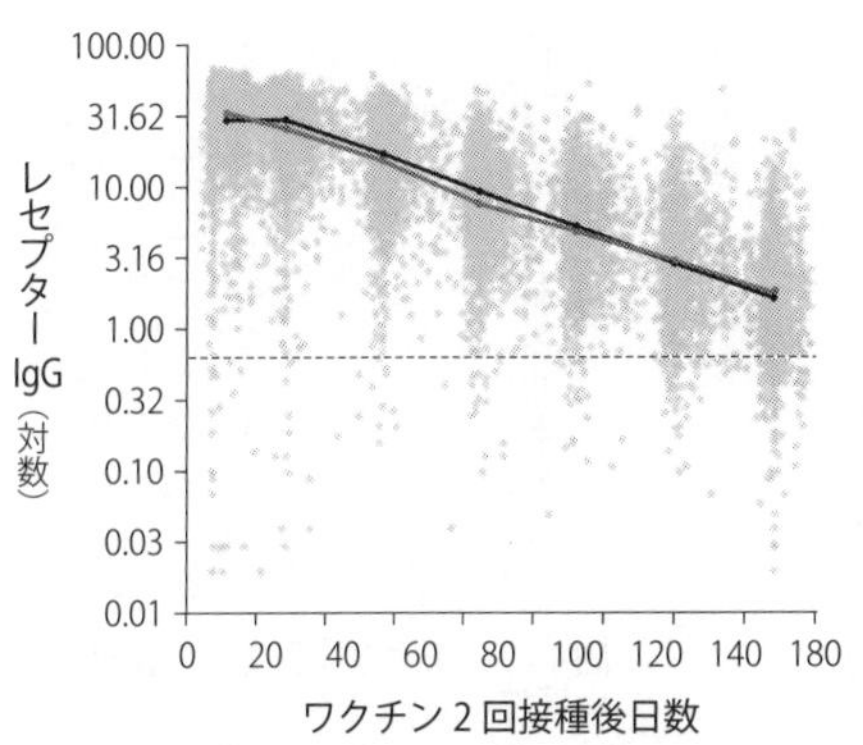

図4-1　イスラエルのファイザーBNTワクチンのレセプター結合の減衰カーブ(2)

濃い線は期待値、薄い線は観測値、横の破線は検出限界を示す

この2つの大規模調査からも、感染あるいはワクチンによって誘導された中和抗体が、3カ月もするとかなり減少するのは確かである。

何が持続性を決めているのだろうか。決めているのは、免疫細胞のネットワークである。ワクチンによって活性化された抗体産生細胞（B細胞）とキラーT細胞、そしてそれらのメモリー細胞が免疫の持続性を決めている。天然痘ワクチン（痘瘡）の場合、抗体産生細胞は30年以上にわたって持続しているが、キラーT細胞のメモリー細胞は、8〜15年の半減期で減少する[3]

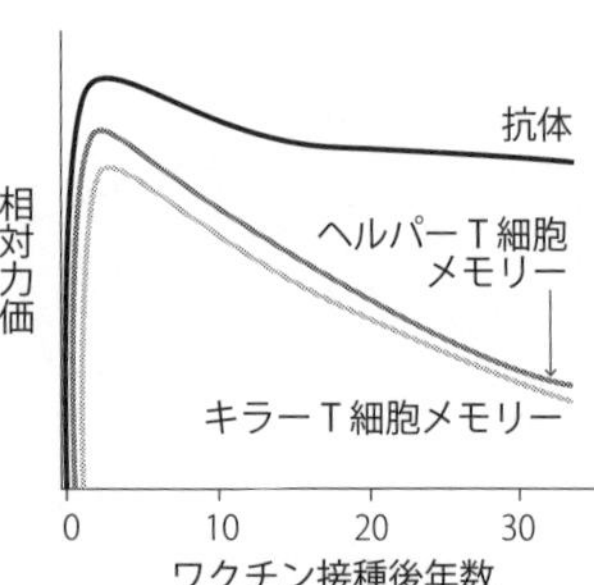

図4－2　天然痘ワクチン（痘瘡）の持続性

抗体価は30年以上にわたり維持されているが、細胞性免疫のキラーT細胞のメモリー細胞（CD4とCD8の2種類がある）は、8－15年の半減期で減少する(3)

（図4－2）。抗体が落ちてきても、キラーT細胞の勢いがなくなっても、一旦緩急あれば、メモリー細胞が眠りを覚まして働き出すはずなのだが、ときには記憶が悪くなっている細胞もある。人間と同じだ。COVIDは、世界史に残る大事件であり、今後も世紀を超えて、人々の記憶に残るであろう。しかし、われわれの体内のメモリー細胞にとっては、それほどの大事件ではなく、意外と忘れやすいのかもしれない。

2　変異ウイルスに対する有効性

変異ウイルスにワクチンが効くかどうかは、最大の関心事のひとつである。これまでの情報をまとめると、アルファ、デルタ、オミクロンと変異が進むにしたがい、効きにくくなる傾向がある。

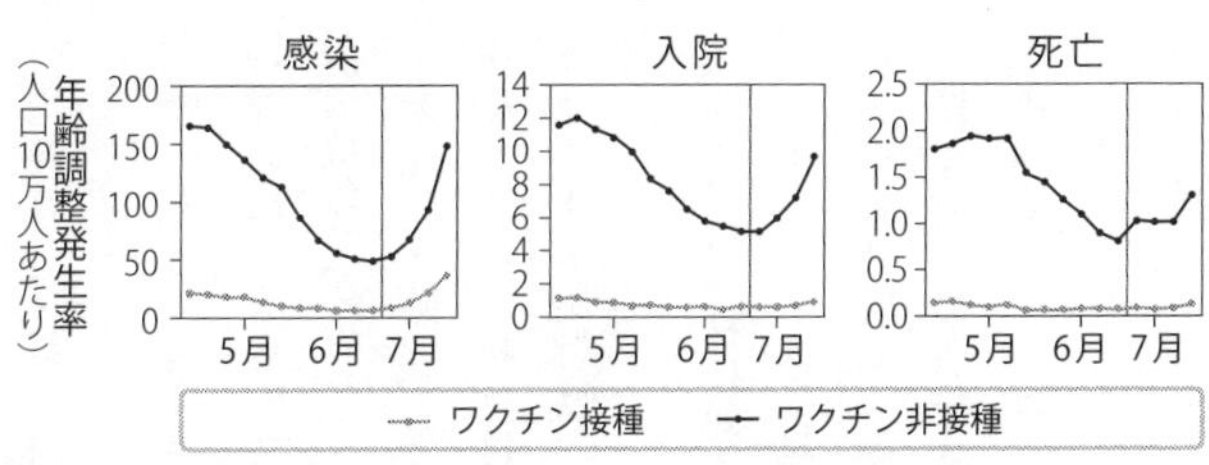

図4-3　ワクチン接種者（●）と非接種者（●）間の感染、入院、死亡の差

6月下旬の垂直線は、デルタ株が50%を超えた時点を示す(4)

デルタ株に対する効果

図4－3は、アメリカのワクチン（ファイザーBNT、モデルナ、J&J）接種者と非接種者の感染、入院、死亡を、2021年4月4日から7月17日まで、ちょうどアルファ株からデルタ株に移行する3カ月あまりにわたって追跡したグラフである。[4] 追跡期間中の6月下旬にアルファ株からデルタ株に置き換わって、50%を超えた（図の縦線）。対象者は56万9000人。これだけの人数をフォローするのだからすごい。

結論は次の2つである。

①ワクチンは、アルファ株およびデルタ株の感染、入院、死亡を抑えるのに非常に有効である。ワクチン接種と非接種の間には、感染で5倍、入院、死亡で10倍以上の差がある。

②デルタ株が50%を超えると、ワクチンの感染予防効果は落

ちるが、入院と死亡に対しては効果が落ちることはない。

ワクチンの感染予防と重症化（入院、死亡）予防の違いは、抗体とキラーT細胞の働き方の違いによるものであろう。入ってきたウイルスをやっつけるのは抗体である。しかし、武器（抗体）が少なくなった段階で感染すると、残ったキラーT細胞が感染した細胞を撃破して重症化を防ぐ、というシナリオで進む。ワクチンを打っても，身体に入ってきたウイルスをやっつける抗体は時間と共に減少するが、ウイルスを放出し続ける感染細胞をやっつけるキラーT細胞は残っているので、重症化が抑えられることになる。

オミクロン株に対する効果

オミクロン株に対するファイザーBNT、モデルナ、アストラゼネカワクチンの効果をデルタ株と比較してみよう。図4-4は、これらのワクチン2回接種後のデルタ株とオミクロン株に対する有症状感染抑制の効果を、接種後25週（175日）にわたって追跡したイギリス健康安全庁（UK Health Security Agency）のデータである。[5]

いずれのワクチンにも抑制効果があるが、モデルナ、ファイザーBNT、アストラゼネカの順で強い。さらに、デルタ株とオミクロン株を比較すると、対オミクロン株の方が早く効

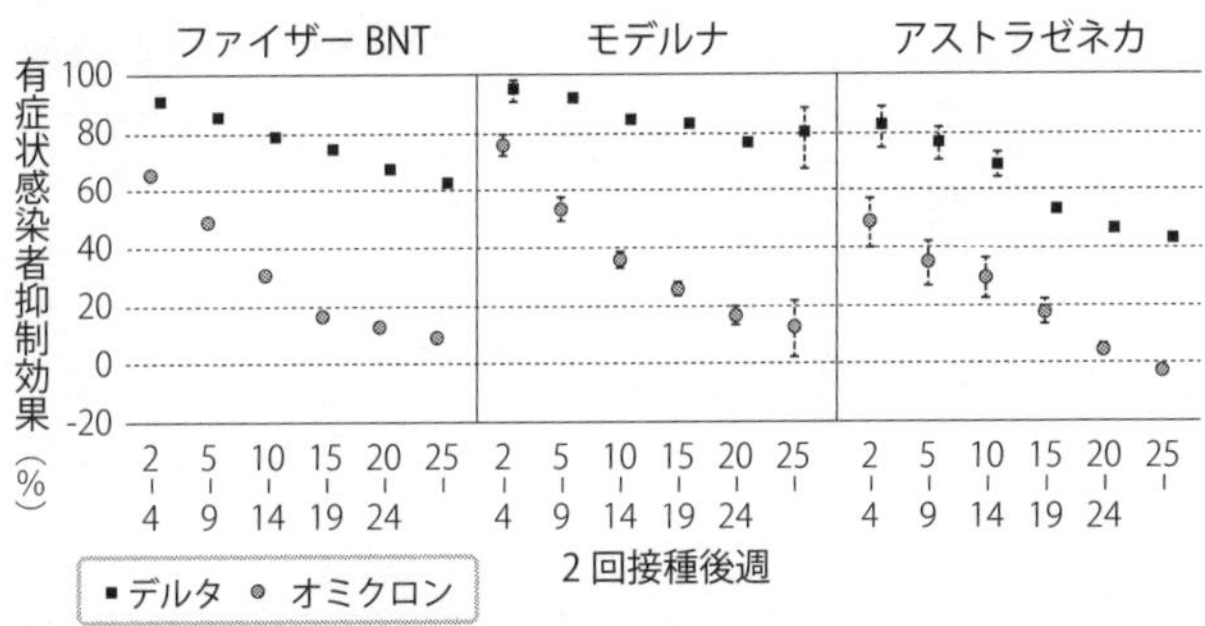

図4-4　ファイザーBNT、モデルナ、アストラゼネカワクチンのデルタ株、オミクロン株感染に対する効果の時間推移(5)
イギリスの資料（著者原図）

果を失う。2回目接種後、15〜19週（105〜133日）の時点で、いずれのワクチンも20％程度の効果しか保持していない。このため、オミクロン株の感染を抑えるためには、3回目の接種（ブースター）が必要となる。

ブースター注射

ワクチンによる免疫が落ちてきたとき、それを増強するためには、ワクチンを繰り返し打つことが必要である。ブースター（booster：補強）によって効果が上がることは、昔から分かっていた。ブースターという言葉を使わずに、「Dose（服用）」という報告が目立ってきた。mRNAワクチンの例で言えば、

・Dose1：1回目の接種
・Dose2：Dose1から3週間目の2回目接

種

・Ｄｏｓｅ３：ブースター接種（３回目）

という具合である。このように呼ぶのは、これから何回ブースターを行うか分からないためであろう。近いうちにＤｏｓｅ10になるかもしれない。その辺で止めてほしいのだが。

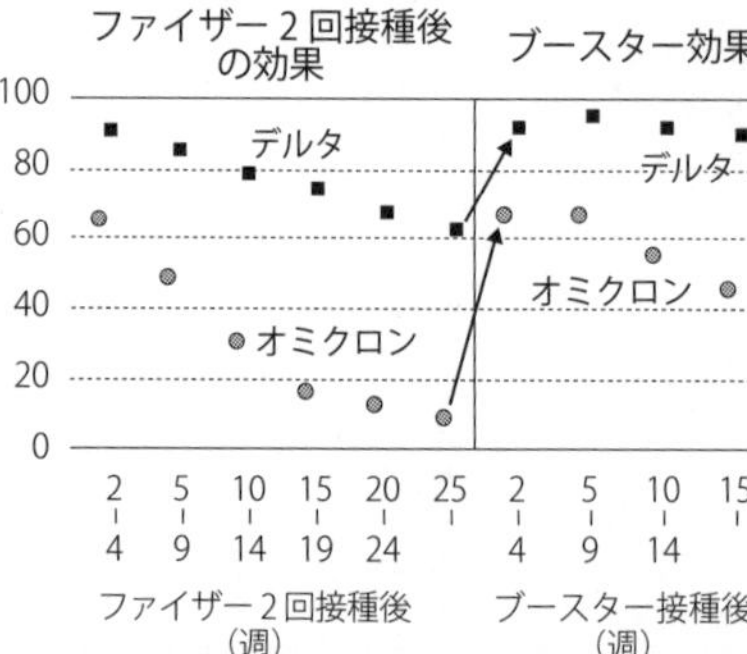

図4−5　ファイザーBNTワクチン２回接種者（左）に、ブースター接種した場合の有症状感染者の抑制効果(5)

ファイザーBNTワクチンのブースター接種による有症状感染者抑制効果は復活する（矢印）。モデルナワクチンでも、ほぼ同じ効果が得られる

　図４‐４のように、オミクロン株に対しては、デルタ株より早く中和抗体価が減少する。下がった抗体価を再び回復させるのに、ブースターは効果的である。イギリスＨＳＡのデータ（図４‐５）によると、ブースターを打つと１週間くらいで、対デルタ株は90％程度、対オミクロン株は65％くらいまで回復する。この傾向は、モデルナ、アストラゼネカでもほぼ同じである。しかし、一旦上昇した抗体価も、15週間（１０５日）経つと、ブースター前とほぼ同じ調子で低下していく。

ブースターとしての効果は、モデルナでもファイザーＢＮＴワクチンでも、ほぼ同じである。モデルナのブースター接種を敬遠する傾向があるというが、効果から見る限り、どちらがよいということはない。

ブースターを接種すると、感染しても致死率が低下することが、フランスの報告書に出ている。[6] ちなみに、フランスは、ファイザーBNT、モデルナ、アストラゼネカのワクチンを用いている。図4－6に見るように、60歳以上の高齢者は、オミクロン株による致死率が高くなる。しかし、ワクチンを接種していない人と比べると、フル（2回）に接種した人、フル＋ブースターを接種した人は、致死率がそれぞれ半分、あるいは1／6〜1／8に低下している。高齢者はブースター接種を行うべきである。日本では、高齢者へのブースター接種が非常に遅れたために命を失った人が少なからずいたのではなかろうか（第5章）。

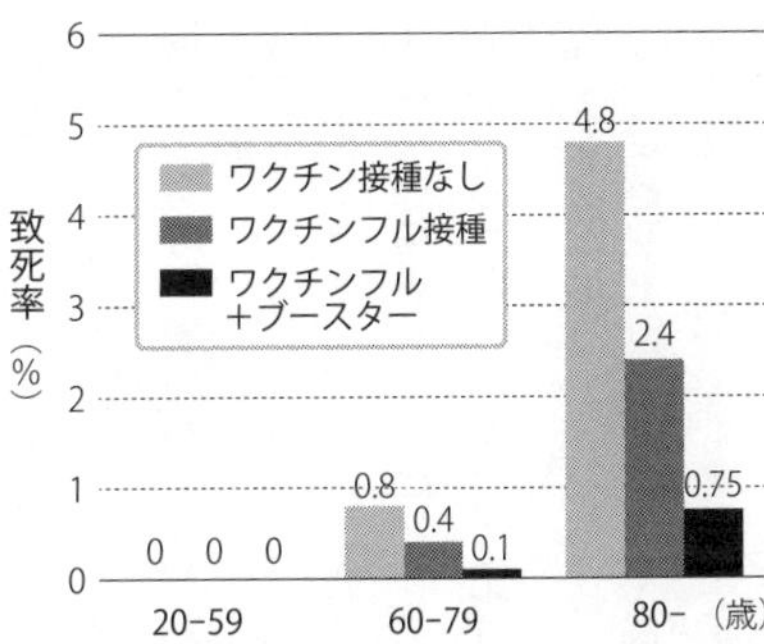

図4－6　ワクチン接種状態によるオミクロン感染者の致死率(6)

70歳代、80歳代以上では、ワクチンを2回接種した上にブースター接種をすると、ワクチン非接種者とくらべて、致死率が6分の1程度に低下する

ブレークスルー感染

ワクチンを接種したのにもかかわらず感染

することをブレークスルー感染（breakthrough infection）という。自然科学の国際的な賞に、グーグルなどが創設した「ブレークスルー賞」があるように、「ブレークスルー」は困難を越えて明るい未来が拓けるという意味でも使う。しかし、この場合は文字通り「破ってすり抜ける」という意味だ。ブレークスルー感染はCOVIDに限ったことではない。インフルエンザワクチンでも、おたふく風邪ワクチンでも、B型肝炎ワクチンでも起こる。ブレークスルー感染をした人にとっては、せっかくワクチンを接種したのに、とだまされた気分になるかもしれない。特に、第6波のオミクロン株のときは、ブレークスルー感染が次々に現れた。

一度感染した人の再感染は、最初の感染時の抗体が効かなかったという意味でブレークスルー感染といってもよいであろう。オミクロン株による再感染は、デルタ株よりも16倍多い。[7] オミクロン株は過去の感染時の抗体から逃げることができるのであろう。ただし、オミクロン株のBA.1に罹った人がBA.2に再感染する機会は、デンマークの結果から見るに非常に少なく、その大部分はワクチン接種をしていない若い人であるという。[8]

イスラエルの実社会実験

第3章で述べたように、イスラエルは、ファイザー–BNTワクチンの「野外実験」の場である。イスラエルは、2020年12月、いち早くファイザーワクチンの接種を開始し、2021年5月初めには国民の55%が2回目を終え、感染者も激減した。ところが、夏にかけて、デルタ株が侵入し、流行が再燃した（図4－7）。イスラエル当局は、対策として、7月31日から60歳以上を対象にブースターワクチンの接種を始めた。イスラエル健康省の分析によると、ブースターは86%の人に効果的で、ブースター接種12日後には、感染リスクは15倍以上低下した。これを受けて、8月29日からイスラエル政府は12歳以上の国民へのブースターを行った。ところが、2022年2月になると、今度はオミクロン株により感染者が激増した。現在、イスラエル政府は、国民に2回目のブースター接種（Dose 4）を行っている。半年前のファイザーBNTワクチン接種は、オミクロン予防に効果を発揮しなかったように

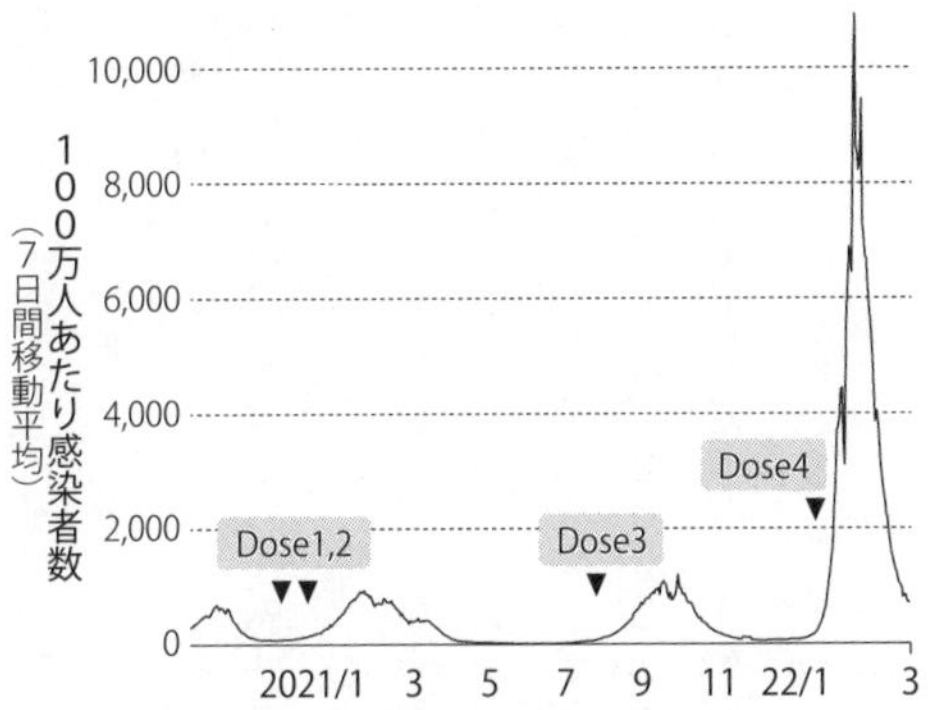

図4-7　イスラエルの感染者数

ファイザーBNTワクチンの実社会のテストの場として、積極的にワクチンの効果を見てきた。これまで、2回のブースター接種（Dose 3、Dose 4）を行っている。2022年のオミクロン株では、多くの感染者を出したが、致死率は0.07%に抑えられている

見えるが、詳しい分析が必要である。

夢のワクチン

現在と未来のすべての変異株に効果があり、一生持続するような「夢のワクチン（Dream vaccine）」ができたら、と誰しもが思う。子供のときに「夢のワクチン」を接種すれば、もう一生ＣＯＶＩＤを心配しなくて済む、そのような夢のワクチンができないだろうか。

ＣＯＶＩＤ用の「夢のワクチン」を作るのは、インフルエンザやエイズのワクチンに比べればやさしいはずだとワクチン科学者は考えている。[9]

参考となるのは、２００２〜03年に流行したＳＡＲＳである。少なくとも、次の３つの研究が、ＳＡＲＳ－ＣｏＶ－１に対する抗体がＣｏＶ－２に対しても有効であることを示している。

①シンガポールでは、２００２〜03年にＳＡＲＳに８０００人が感染し、７００人が死亡した。ＳＡＲＳ生存者の血清を調べたところ、20年近く経った今もＳＡＲＳウイルス（ＣｏＶ－１）に対して働く抗体を維持していた。[10] それだけでなく、ｍＲＮＡワクチンを接種したＳＡＲＳ生存者は、ＳＡＲＳに加えて、コウモリ、センザンコウのウイルス、ＣｏＶ－

２のアルファ、ベータ、デルタ変異株のすべてを中和した。

②モノクローナル抗体薬のソトロビマブ（Sotrovimab）は、ＳＡＲＳ生存者の血清を参考にして開発された。このモノクローナル抗体は、オミクロン株を含む変異ウイルスに有効である。

③ケルン大学のチームは９６３人の中等度ＣＯＶＩＤ回復患者の10カ月後の血清を分析した。図４－８に示すように、３％の感染者は「エリート」と呼んでもよいような非常に高い抗体価をもっていた。[1] しかも、「エリート」たちは、ＳＡＲＳ－ＣｏＶ－１とも交叉する抗体を持っていることが分かった。

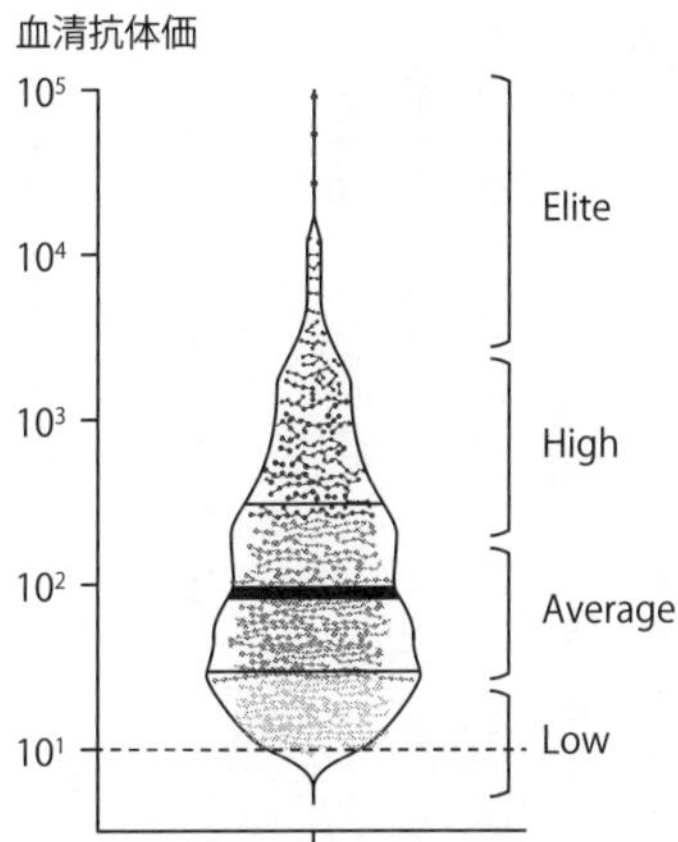

図4−8　COVID 回復患者の血清963人を調べたところ、3% は非常に高い抗体価をもっていた（エリート集団）(1)

エリート（Elite）の血清は、SARS-CoV- 1も中和した

これらのデータは、ＳＡＲＳの抗体は、ＣｏＶ－２抗体とは違って持続性があり、しかも広範囲の変異ウイルスに効果のあることを示唆している。

「夢のワクチン」が、ＳＡＲＳ抗体か

ら生まれる可能性も高い。

3 副反応は我慢する

「副作用」と「副反応」

薬の場合、普通は「副作用」というが、ワクチンに対しては「副反応」という。どこが違うのだろうか。実は、この2つを使い分けているのは、日本だけらしい。CDCでは、ワクチンに対しても「副作用（side effect）」としている。しかし、考えてみると、薬の場合は病気に対するなんらかの作用を期待して注射するので、期待していない作用が出たときに「副作用」というのは分かる。ワクチンの場合は、期待する「作用」は先のことなので、接種した当座の反応に関心が集まり、「副反応」というのであろう。しかし、ワクチンに伴う反応をすべて「副」の反応というのにはいささか抵抗がある。なぜなら、「副反応」といわれている症状の大部分は、ワクチンとしての正しい働きの結果、すなわち「正」反応であるからだ。

ともあれ、「副反応」には、どんな症状があるのだろうか。たとえば、2万人の医療従事者へのファイザーBNTワクチンの接種において、次のような症状が厚労省から報告されている。[11]

- 直接の反応：疼痛、発赤、腫脹、硬結、かゆみ
- 遷延性皮膚反応：発赤、かゆみ
- 全身の症状：発熱、倦怠感、頭痛、鼻水

これらの症状は、ワクチンによる免疫反応に伴うものである。接種部位の局所反応は、ワクチンという「異物」を注射したことによる局所的な炎症反応である。毛細血管と白血球などの免疫細胞が反応し、局所が発赤し、腫れる。虫に刺されたときと同じ反応である。炎症系の細胞はサイトカインを分泌し、発熱、倦怠感のような全身症状を引き起こす。副反応は、ワクチンが正常に働いていることの証でもある。

反応が現れない人も、少なからずいる。たとえば高齢者には、反応のない人が多い（私もそうだった）。そのような人は、免疫が起きていないのだろうか。しかし、反応がないからといって、免疫がついていないわけではない。熊本大学の報告では、副反応と抗体価の上がり方には関係がなかった。[12] 千葉大学の報告では、抗体価が上がりにくい要因は、年齢、飲酒、免疫抑制剤あるいはステロイドの服用であった。[13]

上記のように軽微な「副反応」は持続時間も短く、接種後数日で消える。遷延性皮膚反応も、せいぜい10日である。[11]

ワクチンを接種しないで感染したら、「副反応」どころではない。最悪の場合、入院しても家族にも会えず、最後には「ありがとう」も言えず、納体袋に入れられて火葬され、骨になって家に戻るのだ。軽く済んだとしても、後遺症によって髪の毛が抜け（私には抜けるべき毛もないので平気だが）、どうしようもない倦怠感で仕事ができなくなり、何カ月も後遺症に悩まされることもある。問題にするにも足りない反応のためにワクチンを打たないなんて、損得から言ったら、全く割に合わない。それなのに、メディアが繰り返し副反応を取り上げ、大げさに騒ぐのは、ワクチンに対するネガティブキャンペーンとしか思えない。

［コラム4－1］　筋肉内注射

ワクチン接種を受けた人はみんな知っているように、ワクチンは上腕の筋肉（三角筋）内に注射する。これまでの注射を思い出してほしい。日本では、注射は普通、静脈内（点滴）か皮下への注射で、筋肉内への注射はめったにない。実際、今度のワクチン注射を担当することになった医師、看護師は、改めて筋肉注射の方法をネットで調べたという。しかし、外国ではインフルエンザワクチンも含めて、予防注射は筋肉内が主である。

　なぜ、筋肉内注射を日本で行わなくなったのだろうか。点滴の普及する1970年以前、小児は点滴の代わりに、太ももの前側の大腿四頭筋に大量（50ml）の補液を注射した。それにより、大腿四頭筋が萎縮することがあった。その被害者4000人弱から裁判を起こされたのをきっかけに、筋肉内注射を特別に指定されていない限り、行わないようになった。

予防接種法

　ワクチンには、自分を守る役割に加えて、社会を守るという重要な役割がある。大勢の健康な人に打つ以上、安全性が担保されていることが条件になる。

　安全性は、第1相、第2相、第3相の臨床試験によって慎重に観察されるが、それでも、たくさんの人に注射した場合、何が起きるか分からない。そのため、効果と同じように、安全性でも実社会でのデータが必要になる。重大な健康問題が起きれば、大きな社会問題として取り上げられる。裁判になれば、接種に致命的な影響が出る。

　そのため、ワクチンに特化した「予防接種法」が設けられている。この法律には、副反応に関して次のような規定が設けられている。

・副反応疑い報告制度（第12条）：医療機関は予防接種による副反応が疑われる症状を知ったときは、厚労省を通して、PMDAに報告しなければならない。厚労科学審議会が、報告に基づき調査・分析を行う。

・健康被害者の救済措置（第16条）：副反応などによる健康被害を受けた者に対しては、医療費、障害年金、死亡一時金、遺族年金などが支払われる。

副反応があれば、すべて報告を受け、検討し、必要であれば国が保障するという姿勢が示されている。

4 健康に有害な反応

健康に有害な反応はごく希にしか起こらない

ワクチン（あるいは薬）を投与すると、さまざまな副反応が起こる。そのような症状を、因果関係が想定できなくとも取り上げ、検討することが安全性にとって重要である。そのなかでも明らかに健康に有害な症状を「有害事象（adverse effects）」と呼んでいる。法律の文言にはないが、薬の安全性を考える上では、副反応とは別に取り扱う必要のある重要な項目である。コロナワクチンの有害事象には、少なくとも、次の5つがある。

- アナフィラキシーショック
- 血栓症
- 心筋炎
- ADE（抗体依存性感染増強）
- ワクチン接種後の急死

さらに、ワクチンとは関係ないが、コロナ感染者の手術後1カ月以内の「術後死」についてもここで取り上げることにする。最初に、COVIDワクチンの有害事象をまとめた表4-1を示そう。

有害事象は非常に希である。表4-1にまとめたように、アナフィラキシーは100万回に3・9人。[14]接種会場がそのリスクに備えているため、犠牲者は出ていない。血栓症は100万人に1人以下で、日本ではアストラゼネカワクチンを使っていないため報告はない。心

接種後の発症時期	発症者	100万回接種あたりの頻度	予　後	ワクチンとの因果関係
15−30分	アナフィラキシー既往歴のある人、女性に多い	3.9（日本）	良好（医学的にもシステム的にも対応できている）	明確
＜2週間	50歳以下の女性	＜1（欧米）	死亡リスクあり	ほぼ明確
数日内	若い男性	500（若い男性100万回接種あたり）（欧米）	比較的よい（市販の薬で対応可能）	明確
範囲広い	特定できない	17（日本）	死亡	不明確

表4−1　COVID ワクチンによる有害事象

筋炎は、若い男性１００万人あたり５００人と多いが、幸い軽症である。

これらの有害事象を起こしやすい年齢、性別なども分かっている。そのため、ハイリスクの人に接種するワクチンを別なものに変えることによって、さらにリスクを下げることが行われている。

ワクチン反対論者が問題にするのは、ワクチン接種後の急死である。急死者には、高齢者の循環器障害が多い。もともと急死しやすい年齢層であり、１００万人の高齢者あたりの死亡者は年間３万４０００人に達する（３・４％）。ワクチン接種後の急死者は年間に直すと１００万人あたり60人ほどであり、医学的には、すべての急死者をワクチンが原因とするには無理がある。しかも、これらの急死者は、司法解剖がされていないため、原因を特定するのは困難である。

アナフィラキシー

	ワクチン
アナフィラキシー	mRNAワクチン
血栓症	アデノウイルスワクチン
心筋炎	mRNAワクチン
接種後急死	すべて

東大法学部教授の尾高朝雄は、1956年、虫歯の治療の際のペニシリン注射によってショック死した。ちょうど医学部に進学したばかりの私は、ペニシリンによって死亡するという事実にショックを受けた。なお、現在のペニシリンは、その当時より純度がはるかに高いため、アナフィラキシーショックの危険性はほとんどない。アナフィラキシーは、IgE抗体が関与するアレルギー反応のひとつであるが、一度も接触したことのない抗原によって起こることもある。ペニシリンのほかの薬剤でも起こるし、CT検査の際のヨード系造影剤によっても起こる。私の家族にも、抗生剤、造影剤によるアナフィラキシー経験者が複数人いる。人口動態調査には、蜂に刺されたことによるアナフィラキシーショックで死んだ人が毎年20人程度記録されている（これも一種の注射である）。

アナフィラキシーは、急激に起こるアレルギー反応である。さまざまな症状が同時かつ急激に現れる。発赤やじんましんなどの皮膚症状、咳や喘鳴など呼吸器症状、嘔吐や下痢などの消化器症状、血圧が低下して意識を失うショック症状などが起こる。そのときは、エピネフリン（epinephrine：米語）——アドレナリン（adrenaline：英語）に同じ——を注射する。ワクチン接種後、15〜30分ほど接種会場に残らなければならないのは、アナフィラキシーショックに対応するためである。

2021年2月17日から9月12日の間に、厚労省に届けられたファイザーBNTワクチンによるアナフィラキシーの事例は、1回目接種369件、2回目接種106件、合計475件であった[14]（アナフィラキシーの診断基準に満たないブライトン分類4、5を除く）。この間の接種回数累計は1億2279万回であるので、接種100万回あたりのアナフィラキシーの発生率は3・9である。そのうち、他の要因によるアナフィラキシー、薬剤アレルギーなどのアレルギー既往歴のある者は22％、大半は既往歴がなかった。男女比では、88％が女性であった。幸いなことに、上記のアナフィラキシー症状者は、全員現場の適切な対応で軽快している[14]。

CDCの報告によると、アメリカのワクチン接種によるアナフィラキシーの発生率は、接種100万回あたり11・1である。日本よりも3倍近く多いことになる[15]。最初の頃、日本人にはアナフィラキシーが多いと言われていたが、これは判定不能（ブライトン分類4）を含めていたためであろう。

mRNAワクチンを接種すると、なぜアナフィラキシーが起こるのだろうか。mRNAそのものがアナフィラキシーを起こすとは考えられないので、脂質ナノ粒子に含まれている何かが原因であろう。そのなかでも、CDCは、ポリエチレングリコール（PEG）の可能性を指摘している。[15]図3－8で示したように、PEGのついた脂質は、脂質ナノ粒子の重要な構成成分だ。PEGは広く使われている物質である。大腸ファイバースコープ検査の前に、腸をきれいにするため、強制的に飲まされる腸の洗浄剤の主成分もPEGである。腸管から吸収されないため、2リットル飲んでも、そのまま腸内を洗い流してくれる。PEGの入った化粧品も多い。女性は、腸ならぬ顔をPEGで化粧しているのだ。

CDCは、J&Jワクチンのポリソルベートも、アナフィラキシーの原因のひとつとして指摘している（J&Jワクチンは日本では使われていない）。この物質も、食品添加物、界面活性剤として広く用いられている。

最善の対策は、アナフィラキシーに備えた対策を整えることと、アナフィラキシーの経験のある人には別のワクチンを勧めることだ。しかし、上述のように、これまでアナフィラキシーを起こした人の78％にはその経験がなかったので、誰に起こるかは分からない。

血栓症

血栓とは、文字通り、血液成分の栓により血管が塞がれて、血流が滞ることである。重要な臓器に血液が届かなければ、重大な症状が起こる。脳に詰まれば脳梗塞、心臓では心筋梗塞、狭心症、肺では肺栓塞に至るリスクがある。血栓はさまざまな原因で起きる。動脈硬化は血管内皮の炎症が引き金で起きるし、血小板などの血液凝固システムに不具合があれば血が固まる。エコノミー症候群は、長い時間歩かないことによって、下肢の血流がうっ滞することによる（ステイ・ホームでも起こりうる）。

２０２１年３月から６月にかけて、イギリス、ドイツ、オーストリア、ノルウェーの病院に、血栓症で入院する若い人が増えてきた。[16,17,18,19,20] 若い人が血栓症になるのも珍しいが、血栓ができているのに血を固める血小板が減っているのも不思議だった。共通点として、２週間くらい前にアストラゼネカのワクチンを受けていることも分かった。アメリカでは、アデノウイルスを使用しているJ&Jのワクチンを受けた人の間で、血栓症が見られた。

ドイツ、オーストリアの患者11人を調べたところ、ヘパリンの使用によって希に起こる「ヘパリン起因性血小板減少症（ＨＩＴ：heparin-induced thrombocytopenia）」と血小板に関わる検査成績が似ていることが分かった。しかし、患者は誰ひとりとしてヘパリンを使用していなかった。これは、ヘパリンとアストラゼネカのワクチンが使用しているアデノウイルスの間に、ある共通点が存在していることを示すと理解された。このことから、この疾患には、ワクチン起因性免疫性血栓性血小板減少症（ＶＩＴＴ：vaccine-induced immune thrombotic thrombocytopenia）という長くて新しい名前がつけられた。[20] ＶＩＴＴによって、イギリスとＥＵでアストラゼネカのワクチンを受けた２０００万人のうち、25人に重篤な血栓が生じ、

９人が亡くなった。

しかし、これらの事例を調査したＥＭＡは、報告された血栓の症例は、たとえその前にワクチン接種を受けていたとしても、それだけではアストラゼネカのワクチンが原因とは言い切れないとし、ワクチンの利益はリスクを上回ると結論した。[21] それを受け、ドイツを除いたヨーロッパの各国は、一時止めていたアストラゼネカのワクチンを再開した。ＣＤＣも、Ｊ＆Ｊのワクチン再開を認めた。ワクチンの再開にあたっては、それまでの血栓の疫学調査を踏まえ、50歳以下の女性には接種しないという条件を付している国が多い。

日本では、アストラゼネカのワクチンは、血栓問題があるため審議が長引き、７月30日に40歳以上という条件付きで公費による接種が承認された。その間にあって、１２４万回分のアストラゼネカのワクチンが台湾に贈与された。血栓症の診断と治療に関しては、日本脳卒中学会と日本血栓止血学会が診断と手引きを出しているが、症例が少ないため、十分なエビデンスが得られていない。

心筋炎

心筋炎についても、ｍＲＮＡワクチン接種後の事例が、イスラエル、アメリカ国防省、ＣＤＣなどから報告されている。[22、23、24] その特徴をまとめてみよう。

- mRNAワクチン（ファイザーBNT、モデルナ）の2回目接種後、数日以内に症状が出る。
- 12歳～30歳の若い男性に多い。
- 胸痛、血圧異常、息切れなどの症状がある。心電図ではSTの上昇が見られる。
- 頻度は報告により異なる。イスラエルでは、16歳～24歳の男性に、3000人～6000人にひとりの頻度で見られた[22]（333～666／100万）。アメリカ国防省の報告も、若い兵士では516／100万の頻度であった[23]。CDCは、12・6／100万と報告している[24]。CDCが低いのは、全年齢を対象にしているためであろう。
- 若い男性には、心筋炎が時折見られるが、ワクチン後の頻度は普通に見られる頻度よりも5～25倍高い（イスラエルの場合）。

幸い、mRNAワクチンによる心筋炎は軽症で、市販の抗炎症剤で治るレベルだという。しかし、死亡に至る可能性がないわけではない。後述する突然死825人の死亡原因表を調べたところ、死亡原因として心筋炎は5例あった[25]。ほとんどは80歳以上の高齢者だが、22歳男性の不整脈による急死（症例番号573）は、専門家によるコメント欄に記載があるように、心筋炎の疑いがある。

抗体依存性感染増強（ADE）

ワクチン研究者の間で、これが起こったら大変だと心配されていた合併症がある。それが、ADEと略号で呼ばれる抗体依存性感染増強（antibody dependent enhancement）である。抗原に付着できても、それを不活化するだけの力はないような中途半端な抗体ができたときに起きる。抗体分子の一方で抗原（ウィルスのスパイク）に結合したとしても、もう片方の端（Y字形の足の先）が免疫細胞にあるFcレセプターに結合すると、免疫細胞を感染させることになる。つまり、抗体自身がレセプターとなって免疫細胞を感染させるのだ。ウィルスは爆発的に増え、病状は重篤化する。いわば、「トロイの木馬」のようなものである。[26]

実際、ADEによって中止に追い込まれたワクチンがある。デング熱ワクチン、呼吸器合胞体肺炎（RSV）ワクチンである。1960年代には麻疹ワクチンでも起きたことがある。[27,28] シャヒンは、ワクチンを設計するにあたって、ADEの発生を抑えるような工夫を遺伝子暗号のなかに組み込み、スパイクタンパクを安定化させていた。[29]

COVIDについては、これまでに10億単位のワクチン接種が行われたにもかかわらず、一例の報告もないことから、ADEに関しては安心してよいであろう。[27]

ワクチン接種後の急死

人の命は分からない。元気だと思っていても、翌日急死する人もいる。接種後の急死を判断するためには、ベースラインとなる死亡リスクと比較する必要がある。

厚労省によれば、65歳以上の高齢者3588万人のうち1年間に123万人が死亡する。[30] 1年に高齢者100万人あたり3万4000人がワクチンと関係なく死亡していることになる。そして2021年2月17日から7月30日までに、825人のワクチン接種後死亡の届け出が厚労省にあった。1年あたりに直すと2007人になる。この日までの接種者は5073万人であった。うち2／3が高齢者優先枠で接種したと仮定すると、3382万人が65歳以上になる。1年あたり高齢者100万人あたり60人がワクチン接種後の急死になる。この数字を見ても、ワクチン接種は少なくとも過剰死には結びつかない。

このような単純計算の結果から言っても、ワクチン接種が高齢者の死亡を引き上げていることにはならない。しかし、問題は死亡理由である。このため、825の事例について、厚生科学審議会の副反応検討部会がワクチンとの因果関係について検討している。結果は次の3つのカテゴリーに分類している。

α：ワクチンとの因果関係が否定できないもの

β：因果関係が認められないもの
γ：情報不足により、因果関係が評価できないもの

厚労省の報告には、825人の死亡者ひとりひとりについて状況が書いてある。[25] 死亡者の84%は65歳以上の高齢者である。死亡原因を見ると、一番多いのは、循環器疾患による急死である。くも膜下出血、脳出血も多い。なかには溺死もあるし、自殺もある。そのひとつひとつについて検討した結果、β（「因果関係が認められないもの」）が3人、残りの822人はすべてγ（「因果関係が評価できない」）とされた。ワクチンとの因果関係を証明できた人はひとりもいなかった。因果関係が否定できたのは、わずか0・36%（3／825）に過ぎず、大部分は評価できないという結論である。

ワクチン接種と病気という2つの事象があるとき、その間の因果関係を推測するのは難しい。アナフィラキシーの場合は、接種後15〜30分後に起こるので、因果関係は確かであろう。しかし、血栓症と心筋炎の場合は、接種後ある程度の時間が経っている上に、同じ症状の疾病がワクチンと関係なく起こる可能性があるので、直ちに合併症と決めることはできない。しかし、可能性が高いことは確かであり、注意して見守る必要がある。

問題は、ワクチン接種後の急死である。死亡原因によっては、ワクチンと因果関係が考え

られないものも少なくない。たとえ帰り道に交通事故に遭ったとしても、ワクチン接種によって注意力散漫になったと言われたら、間接的な因果関係があるという主張も成り立つであろう。しかし、急死として届けられた症例の84%は65歳以上の高齢者であること、原因が心筋梗塞や脳卒中などの高齢者に多い病気であることを考えれば、そのほとんどが、ワクチンとは無関係であることは容易に推測できる。しかし、専門家による委員会の判定は、これまでの825例中3例のみを因果関係なしと否定したに過ぎず、残りの99・6%については評価できないとしている。届けだけで、解剖などの死因究明がなされていないことが一因であろうが、委員会は、もっと踏み込んで死因を判断してほしい。

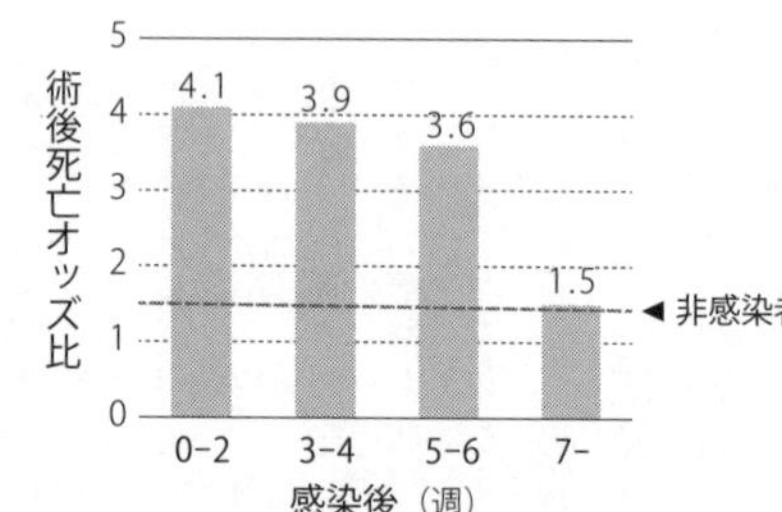

図4–9　COVID 患者の術後死（術後30日以内の死亡）

術後７週以上経過しないと非感染者のベースライン（1.5%、水平の破線）にまで達しない

COVID感染後の手術

ワクチンのリスクとは関係ないが、COVID患者の手術リスクについて、紹介しておこう。[31]

ＣＯＶＩＤ感染後の術後死（手術後30日以内の死亡）について、国際的な大規模多施設共同研究が行われた。世界１１６カ国の１６７４病院が参加した14万人の手術（日本からも50病院が参加）を解析したところ、図４－９に示すように、感染後７週間を経ないと術後死が３倍近く多くなるという結果が得られた。「手術は感染後７週間は待つ」という結論は、高齢者、緊急手術、感染者が無症状感染などの条件によっても変わらない。

５　ワクチンを信用しない人々、反対する人々

日本人は世界で一番ワクチンを信頼していない

ランキングは気になる存在である。サッカーの世界ランキング、幸福度ランキング、ＧＤＰランキングでも、日本は世界のトップでも最悪でもなく、われわれはまあそんなものだろうと理解している。しかし、なかには世界最低か最低に近いランキングもある。たとえば、ジェンダー・ギャップランキングは１５３カ国中１２０位（２０２１年）、教育費の公的支出はＯＥＣＤ参加国38カ国中37位（２０１７年）、ＣＯＶＩＤの人口１００万人あたりＰＣＲ検査総数は２２３カ国中１４５位である（２０２１年）。さらに、ワクチンへの信頼度は、日本が１４９カ国中１４９位で最下位というラーソンらの調査を知っている人は少ないに違いな

い。[32]

ラーソン（Heidi J. Larson）は、2018年、ネイチャー誌にスペイン風邪100年を記念して、ワクチンについての正しい理解の不足がパンデミックのリスクになるという記事を載せた。[33] その2年後、スペイン風邪を超えるパンデミックが世界を襲った。そして、彼女の警告は現実のものになった。これまでになかったような素晴らしいワクチンができたのに、ワクチンを信用せず、フェイクニュースを信用し、ワクチンを接種しない人たちが世界中に大勢いたのだ。

ラーソンは、COVIDパンデミックの直前、2015年9月から2019年12月にかけて、149カ国の28万人弱に対してアンケートを行った。[32] アンケートには3つの質問が書かれていた。

――あなたはワクチンが有効と思いますか。
――あなたはワクチンが安全と思いますか。
――あなたはワクチンが重要と思いますか。

驚いたことに、ワクチンを信用していない国は、発展途上国ではなく、発展した国に多かった。フランス、ドイツ、イタリア、アメリカ、そして日本などである。なかでも、日本は149カ国中最低であった。

さらに、日本人は、ワクチンの現状についても、世界で一番貧しい知識しかもっていない。2017年に、「世界の1歳の子供の何％がワクチンを受けていると思うか」という質問を世界の28カ国にしたところ、一番成績が悪かったのは日本であった。[34] 次に悪いのは韓国とフランス、多くのヨーロッパの国が続き、成績優秀なのはセネガル、ケニアなどのアフリカ諸国やインドであった。ちなみに、その答えは「85・8％」である。

HPVワクチン

なぜ、日本人はそれほどまでにワクチンを信頼していないのか。ラーソンは、最大の原因は2013年6月のHPV（ヒトパピローマウイルス）ワクチンの推奨中止という厚労省の決定だという。2010年代、小学校6年から高校1年相当の女子を対象に、子宮頸がん予防策として行われたHPVワクチンは、日本人のワクチンに対する信頼を失わせる「とどめの一打」となった。HPVワクチンは、注射部位の局所反応に加えて記憶障害、全身の疼痛などの反応を引き起こした。メディアは、心神反応を大きく取り上げ、被害者団体が集団訴訟を起こす事態となった。ラーソンは「海外から、日本での騒ぎを2年ほど見守ってきた。日本で最も驚くのは、政府も学会も薬害を否定するなか、大手新聞やテレビ局などの主流メディアがこぞって子宮頸がんワクチンの危険性を吹聴するような立場」を取っていることだと語った[33]。医師でジャーナリストでもある村中璃子は、「ワクチンで患者が生まれたのではなく、……ワクチンによって思春期の少女に多い症状が顕在化した」と分析した。村中璃子は、社会的に孤立するなかで、正当の発言を続けたことにより、ネイチャー誌の編集長が創設したジョン・マドックス賞を受賞した（2017年）。

何事にも問題が起こるのを過度に恐れる厚労省は、積極的なHPVワクチン接種の呼びかけを中止する旨の通達を自治体に出した。これにより、80%近くあった接種率（1995～98年生まれグループ）は、0・1%（2004年生まれ）にまで激減した。厚労省のこの決定は、統計的根拠に基づかないと世界の学会から非難された。そのニュースはインターネット、SNSを通じて世界のワクチン反対論者に広がり、彼らを勢いづけることになった。風疹の流行も含めて、日本のワクチン行政は考え直さなければならないとラーソンは警告している。

HPVの前から、ワクチンが社会問題になっていたのも事実である。ワクチンの副反応は、ジフテリア、インフルエンザ、新三種混合（MMR）、日本脳炎ワクチンなどで繰り返し問題になり、訴訟にまで至った。それにあわせて厚労省は、予防接種法の「罰則ありの接種義務」の方針を、「罰則規定なし」（1976年）、1994年には「努力義務」、ついにはHP

Vワクチンで「推奨せず」に変更してしまったのだ。その背景に、リスクvs.ベネフィットという相対的、確率的なワクチンの審査基準を理解せず、少しでも副反応があれば許せないというマスコミがいたのも事実である。

コロナワクチン接種が進むなかで、厚労省はワクチン政策を見直し、HPVワクチンの再開をワクチン部会に諮り、ワクチン接種の積極的推奨に向かって進み出した。

反ワクチン主義者たち

イギリスの小児科医ウェイクフィールド（Andrew Wakefield）は、1998年、消化器症状の小児がその直後に自閉症を発症したという12例の症例を、ランセット誌に発表した。[35] 論文のタイトルにも要約にもワクチンのことは書いてないが、ウェイクフィールドは論文のなかで、12人のうち8人がMMR（麻疹、おたふく風邪、風疹）ワクチンが腸の疾患（クローン病）を誘発し、その免疫反応がさらに自閉症につながったという論を主張した。

2004年、サンデータイムズの記者、ディア（Brain Deer）は、論文に記載されていた子供たちのカルテを調べ、そのような患者が存在しなかったことを明らかにした。捏造（ねつぞう）だったのだ。さらに大規模な調査の結果、MMRワクチンと自閉症の関係は否定された。ウェイクフィールド自身も自分の研究を再現できなかった。ランセット誌は、彼の論文を撤回した。

ウェイクフィールドは医師免許も失う結果となった。
自閉症に対して市民の理解がないことに苦しんでいた当事者の親たちにとって、ウェイクフィールドはヒーローであった。イギリスのワクチン接種率は、それまでの90％から80％以下に落ちこんだ。ワクチン忌避はさらに欧米に広がった。
ウェイクフィールドはアメリカに移住した。そこで待っていたのは後のトランプ大統領であった。トランプは、２０１４年からワクチンの弊害を盛んにツイッターで発信するようになった。たとえば、２０１４年3月28日のツイッターには、次のように書いている。

健康な小さな子供たちが医者のところに行き、麻疹などたくさんのワクチンを注射する。そして自閉症になるだけ。そんな例が多い。

さらに、ジョン・F・ケネディの甥のロバート・F・ケネディ・ジュニアが、トランプのワクチン反対運動に加わった。ケネディは、子供のあらゆる問題をワクチンのせいにした。ウェイクフィールドは、COVIDワクチンについても、フェイクニュースを流している。ニューズウィーク誌は、コロナワクチンに反対し、平気でデマを流すケネディにインタビューをし、彼の考えに反論している[36]。

AFP通信からの問い合わせ

2021年6月、私は東大本部経由でAFP通信から質問書を受け取った。ファイザーBNTワクチンが卵巣に集積するというデータが、PMDAのホームページに載っている。それを根拠に、カナダのウイルス学者がワクチンの不妊誘発説を主張しているというのだ。PMDAがちゃんと答えないので、私のところにまわってきたらしい。調べたところ、PMDAのページはファイザー報告の和訳に過ぎず、ワクチンの脂質ナノ粒子の脂質は肝臓に最も多く集まり、卵巣を含む全身の組織にも分布しているというよく知られたファイザーのデータであった。スパイクタンパクが有害であるという証拠を示しているわけではない、という返事をAFPに送った。カナダの反ワクチンの学者が、日本語を読める人の少ないことを利用して、自分に都合のよい根拠としたらしい。それにしても、PMDAは何でちゃんと答えなかったのだろうか。

反ワクチン論者は、不妊説以外にも、マイクロチップ注射説などのにわかには信じられないようなフェイクニュースを発信し、それを信じる人も少なくない。ハンセン（Anders Hansen）の『スマホ脳』[37]によると、フェイクニュースの方が、まともなニュースよりも6倍も速く拡散するという。WHOは、パンデミックの際にはさまざまなフェイクニュースが飛び交うという忠告をし、インフォデミック（Infodemic）と呼んで注意した。[38]

ＮＨＫは、ワクチンで不妊になるというデマニュースの拡散を詳しく分析した。[39]外国でワクチン接種が始まった２０２０年12月から２０２１年６月までのツイートから、「ワクチン」と「不妊」というキーワードを含むツイート20万件について、アカウントを詳しく調べた。数万のアカウントのなかで、上位20のアカウントが拡散の源であることが分かった。最も多いアカウントは２５００ものアカウントにシェアされていたという。その情報の元となったのは、「ファイザー社の元職員がコロナワクチンを接種すると無期限の不妊になると証言した」という根拠の薄い噂であった。誤った情報は、ごく少数の人から発信され、それを無批判にリツイートする人たちによって、拡散し、社会に広まるのだ。

ワクチンが、妊娠の経過に影響を与えないことは、ＮＥＪＭの２つの論文に報告されている。ＣＤＣが行った、４０００人のワクチン接種妊婦を追跡した大規模調査によると、流産、異常出産などの問題はワクチン接種によって増加しなかった。[40,41]日本でも、このような偽情報に対して、若手〜中堅の医師たちが「こびナビ」という組織を作り、非科学的な考えに丁寧に対応している。[42]

その一方、偽情報を振りまく医師もいる。日本でも、いわゆる「嫌ワクチン本」が数多く出版されている。その間違いについては、免疫学者の宮坂昌之が『新型コロナワクチン　本当の「真実」』のなかで、丁寧に反論しているとおりである。[43] アメリカでもテレビの健康番組に出る医師が、「ワクチンを打つと2025年までに死ぬ」というようなでたらめをSNSで発信している。そのデマをシェアしている者の多くは共和党支持者たちであるという。[44] 事実、共和党員は、民主党支持者に比べると、ワクチンを打たず、マスクもつけない人がはるかに多いことが分かっている。分断はあらゆるところに顔を出す。

ワクチンと「自由」

パンデミックは、医学だけの問題では終わらない。人々の生き方と仕事の進め方を変え、経済や文化にも大きな影響を与えた。なかでも、ロックダウンは、人々の移動の自由を奪った。メルケル首相は、「旅行および移動の自由は苦労して勝ち取った権利」と演説で述べた。東ドイツで自由のない生活を送っていた彼女の生い立ちを考えれば、コロナ禍でロックダウンをしなければならない無念さが伝わってくる。

ワクチン反対論者は、ワクチンを打つかどうかは個人の自由であるという。ワクチン接種の証明を発行し、ワクチンを打っていない人がレストランに入ったり、イベントに参加したりできないようにするのは自由の侵害として、反対運動がヨーロッパで起こっている。マスクをするのも個人の自由という考えから、欧米ではマスクをしない人が多い。

日本では、ロックダウンは行われなかったが、「自粛」という形で、人々は自らの行動をしばった。この問題は、憲法学にとっても見逃すことのできない課題となった。筑波大学の秋山肇は、憲法上の「個人の自由を保障する概念」と「個人の自由を制限しうる概念」の2つに分けて考えた。[45] 日本国憲法では、居住、移転、職業選択の自由が22条により保障されている。しかし、その一方、個人の自由を制限しうる概念としては、生命権と公共の福祉（13条）、生存権、公衆衛生（25条）がある。これまでの判例と学説から、公衆衛生の保全は公共の福祉に含まれていると考えられている。それゆえに、個人の自由の制限は憲法上許容されていると考えてよいのだという。その上で、政府はCOVIDによる生命のリスクを低減する責任を負っている。

ワクチンはシートベルト

たとえば、自動車のシートベルトを考えてみよう。シートベルトは事故の際、乗員の車外への飛び出しを押さえ、死亡事故を防ぐ上で大きな効果がある。確かに、1980年代の初めには、シートベルトに反対する人もいたが、現在の道路交通法では乗員全員のシートベルトの装着が義務づけられている。[46] 守らなければ違反の切符が切られる。シートベルトをしない自由もあるはずだが、ほとんどの人は、自分の生命を守るため、イスにしばられる不自由を受け入れている。

ワクチンは、パンデミックの世界を生き抜くための「シートベルト」である。そう考えれば、シートベルトと同じように、ワクチン接種を義務化してもいいはずだ。裁判所も公衆衛生上の必要性を認め、憲法違反とはしないはずである（まだ判例はないが）。

6　ワクチンは努力義務

「強制ではない」

菅内閣の加藤官房長官（当時）は、ワクチン接種の説明をするときには、まるで枕詞のように「強制ではない」「同調圧力をかけないように」と注意を繰り返していた。次のような調子だ。

新型コロナワクチンの接種は、国民の皆さまに受けていただくようお勧めしていますが、接種を受けることは強制ではありません。しっかり情報提供を行った上で、接種を受ける方の同意がある場合に限り接種が行われます。

職場や周りの方などに接種を強制したり、接種を受けていない人に差別的な扱いをするとのないようお願いいたします。

しかし、予防接種法には、強制してはいけないとは書いてない。法律の文面を見てみよう。

（予防接種を受ける努力義務）

第九条　第五条第一項の規定による予防接種であってA類疾病に係るもの又は第六条第一項の規定による予防接種の対象者は、定期の予防接種であってA類疾病に係るもの又は臨時の予防接種（同条第三項に係るものを除く。）を受けるよう努めなければならない。

すなわち、「努めなければならない」「努力義務」なのである。歴史的に見てみると、1948年までは「罰則規定ありの義務接種」であったのが、1976年には「罰則規定なしの義務接種」となり、1994年からは「努力義務」となった。

COVIDのように、日本国内だけでも180万人が感染し、2万人近くが亡くなっている「公衆衛生」上の大問題に対しては、ワクチン接種を義務にしても憲法違反ではないはずだ。せめて予防接種法にしたがって、「ワクチン接種に努めなさい」「努力すべき義務ですよ」と言うべきである。それが法律に基づいた言い方のはずである。それを、ワクチン接種を勧めるのではなく、「強制ではありません」と枕詞のように繰り返すのは、政府によるネガティブキャンペーンとしか思えない。

第5章　日本のワクチンはなぜ遅れたのか

ノーベル賞に浮かれていたが脆弱な国だと知った医療も医学も　森　秀人
あなパスツール研究所この疫のワクチンづくりに挫折したるも　池田和彦

1　日本のワクチン接種が遅れた理由

日本のワクチン接種の開始は、他の国よりも2カ月遅れた。それだけではない。ブースター接種でも、OECD38カ国のなかで飛び抜けて遅れた。なぜこんなに遅れたのであろうか。その上、ワクチン接種受付は大混乱し、電話はかからず、ネットにもつながらず、人々はストレスにさらされ、何日も時間を無駄にした。さらに、日本はワクチンも作れなかった。医学の先進国と思っていたのに、なぜだろうか。この章では、このような「遅れ」に迫ろう。

臨床試験のやり直し要求、2カ月の審査

コロナ禍で問題として浮かび上がってきたのは、厚労省の先見性の欠如と戦略立案能力の不足であった。もちろん、厚労省の官僚は昼夜を問わず一生懸命働いている。しかし、根本的な戦略に問題があるとすれば、彼ら／彼女らの努力が報われることはない。PCR検査でもそうだったが、ワクチンでも日本でしか通用しないような進め方をした。

ワクチンの審査を行うPMDAが、2020年9月2日に発表した「ワクチン評価に関する考え方」を引用しよう。[1]

民族的要因の差がSARS-CoV-2ワクチンの有効性および安全性に影響することも考えられる。そのため、海外で発症予防効果を評価するための大規模な検証的臨床試験が実施される場合においても、国内で臨床試験を実施し、日本人被験者において、ワクチンの有効性および安全性を検討することは、必要性が高いと考える。

4万人以上を対象とした、ファイザーBNTワクチンの第2／3相試験において、アジア系の被験者は1608人含まれていた。[2] 日系人が何人いたかの記載は、調べた範囲では報告

書になかった。日本人に接種する以上、日本で臨床試験を行わない限り認可できないとPMDAは考えたのであろう。それは原則として正しい。この文書には第1相、第2相、第3相のどの試験を行うべきか書いてないが、第2／3相試験（エンドポイントは感染予防効果）は感染者の少ない日本ではできない。それより、1608人のアジア人のデータをファイザーからもらって分析した方がよい。パンデミックのような緊急時においては、世界の大多数の国はファイザーのデータを信用して、緊急で承認している。第3章で述べたように、ファイザーBNTワクチンでは、脂質ナノ粒子の動物毒性試験の省略がドイツ政府によって認められた（74頁）。これは普通ではあり得ないことであるが、手続きよりもスピードが大事という理解があったからである。

結局、ファイザーは10月から12月にかけて、160人（120人にワクチン、40人にプラセボ）を対象に第1／2相試験を日本で行うことになった（図5-1）。得られたデータから、ファイザーの多国間臨床試験の結果を裏づける結果が得られた。

その上、審査にも長い時間をかけた。2020年12月18日にファイザーから申請を受け取った政府は、審査に2カ月をかけ、2021年2月14日に認可した。これまで、1年かそれ以上かかると言われた審査日程からすると、ずいぶん早く審査したとも言える。しかし、160人の接種時の副反応と抗体価のデータだけである。1週間もあれば評価ができるはずで

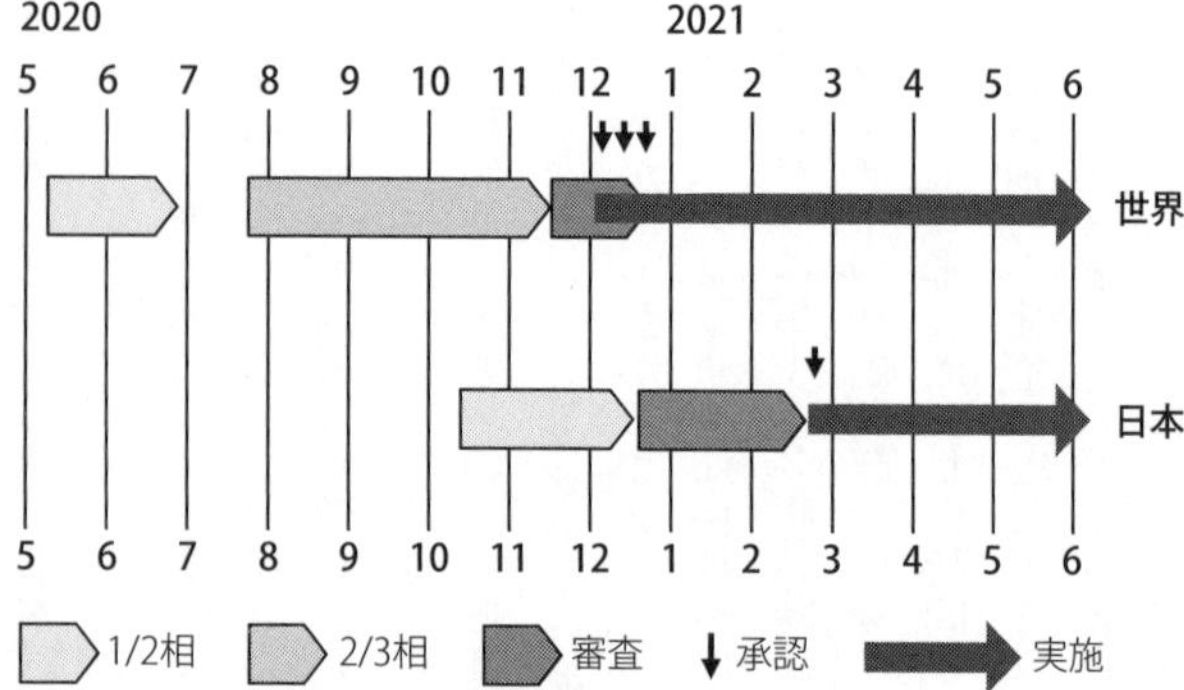

図5−1　日本のワクチン認可進行図
世界（上）とくらべると、日本（下）は、1/2相試験を別に行い、さらに審査に2カ月かけたために、ワクチン接種が2カ月遅れた（著者原図）

ある。2カ月もかけるようでは効率が悪すぎる。さすがの菅首相（当時）も総裁選への不出馬宣言会見で、「薬やワクチンの治験や承認が遅い」と苦言を述べた。

2カ月遅れのワクチン接種

第1／2相試験の追加と慎重な審査により、日本のワクチン接種は他の多くの国よりも2カ月遅れて、2021年2月中旬から始まった（図5−2）。しかし、予約受付に手間取り、接種はなかなか進まなかった。ワクチン接種に支持率回復を賭けていた菅首相は、1日あたり100万人の号令をかけ、さらに自衛隊による集団接種会場、大学、企業による大規模接種会場を設けるなどの取り組みを進め、秋になってワクチン先進国にようやく追いついた。ワクチンを一番信頼していない

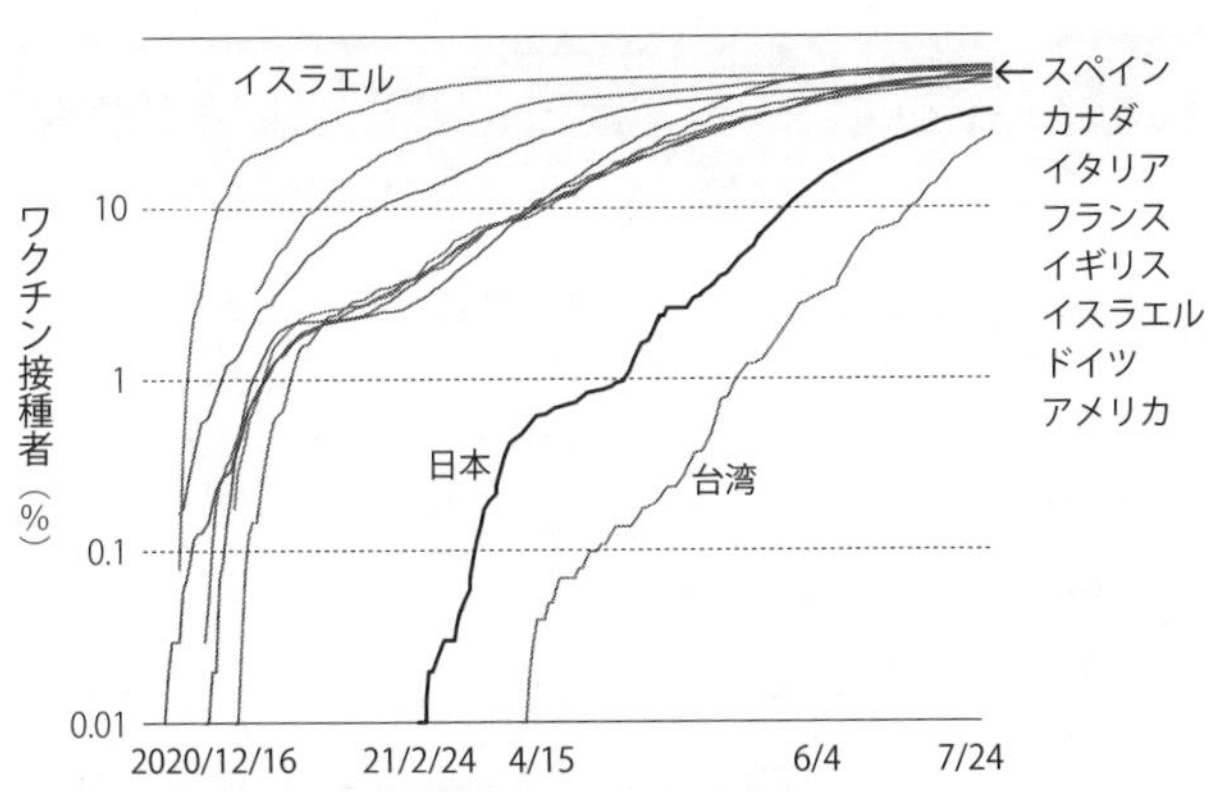

図5-2　ワクチン1回以上接種者（%）の推移

日本は、第１/２相試験のやり直し、２カ月をかけた審査のため、他の国よりも２カ月も遅れた。台湾は中国の干渉により、３カ月以上遅れた（資料：Our world in data）

はずの国民は、意外にもＣＯＶＩＤワクチンを積極的に受け入れた。それだけ、人々はＣＯＶＩＤを恐れていたのだ。

しかし、政府は、第１回ワクチン接種の遅れから十分学ばなかったようである。１年後の第６波に備えるブースター接種は、それにも増して遅れることになった。

パンデミックのもとでの２カ月の遅れは大きい。オリンピックは、ワクチンのフル接種者がまだ30%以下の状況で強行することになり、国内外のメディアからは感染拡大について心配する報道が相次いだ。

ブースター接種の遅れ

第６波対策の決め手となるブースターワクチンの接種は、遅々として進まなかった。厚

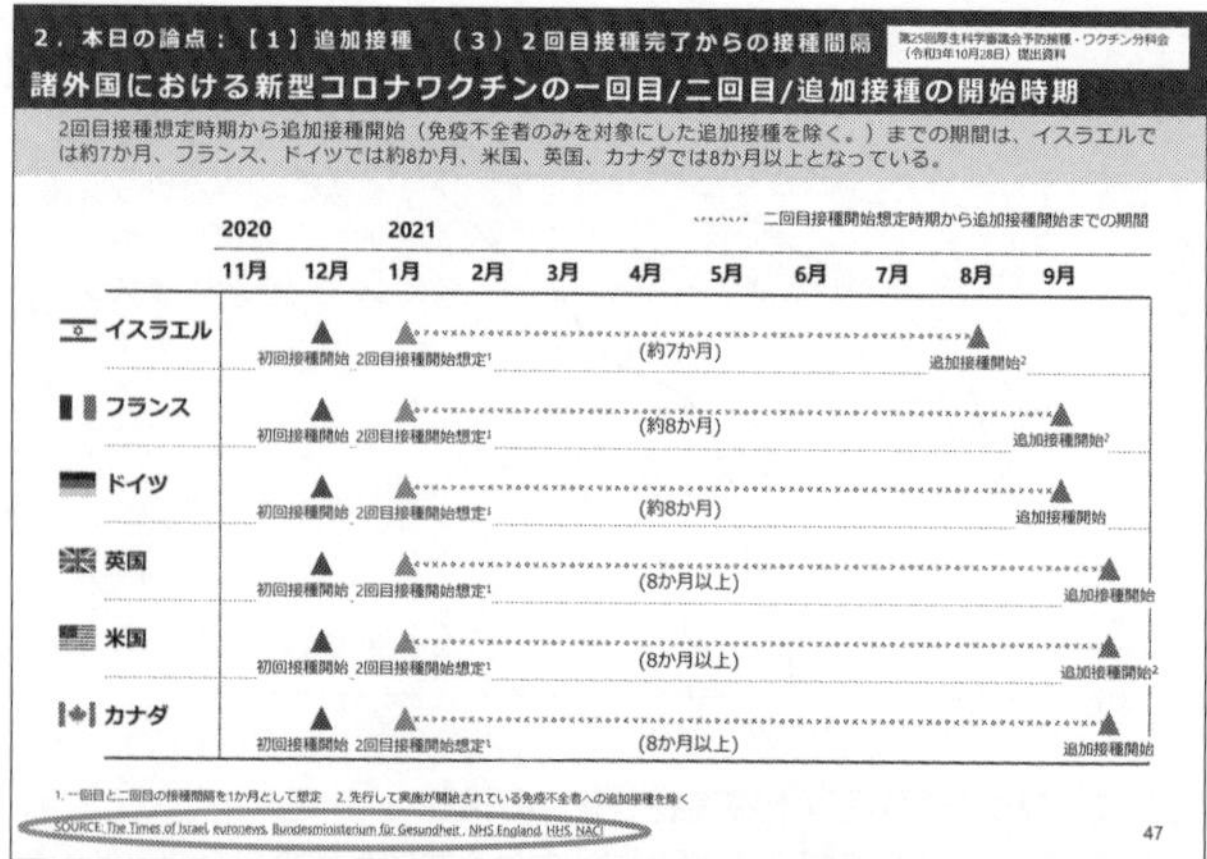

図5-3 「8カ月」の根拠となった厚労省作成のパワーポイント(4)

イスラエルを除き、8カ月をおいてからブースター接種と書いてあるが、原資料（図下の楕円形内）を調べたところ、3カ月（ドイツ）、5カ月（イスラエル、カナダ）、6カ月（フランス、イギリス、アメリカ）であった

労省が、ブースター接種は2回目接種が終わってから8カ月と決めていたため、2022年1月になってオミクロン株が感染を広げ始めても、高齢者への接種は始まらなかった。

私には、「8カ月」に科学的根拠があるとは思えなかった。岸田首相が「審議会の決定にしたがっている」と答えたニュースを見て、資料を探し始めた。やがて、決定は2021年11月15日の第26回厚生科学審議会予防接種・ワクチン分科会で行われたことを突き止め、さらにそのときの議事録と資料を調べた。[3] 資料となったパワーポイント（図5-3）とその大元の資料にも当たった。[4] その結果、「8カ月」

という数字の根拠がないことが分かった。

その会議に厚労省が用意したパワーポイント（図5－3）には、イスラエルは7カ月、イギリス、アメリカ、フランス、ドイツ、カナダの5カ国は約8カ月以上の間隔を置いている、と書いてある。しかし、パワーポイントの引用資料を調べると、ドイツは3カ月、イスラエルとカナダは5カ月、フランス、イギリス、アメリカは6カ月の間隔をおいて、ブースター接種をはじめるべきと記載されている。[5,6,7,8,9,10] さらに、ファイザーもPMDAも6カ月を推奨していた。にもかかわらず、なぜかは不明だが、厚労省が用意した資料（パワーポイント）は「8カ月」になっていた。これを見せられた委員が、その通り信じても不思議ではない。

ブースターの間隔を決める場合、2つのファクターを考慮しなければならない。「ワクチンの持続期間」と「対象となるウイルス」である。審議会の行われた11月15日は、南アフリカからオミクロン株が報告される前である。この時点ではデルタ株が主なターゲットであったので、6カ月が妥当の判断であったろう。

しかし、12月になるとオミクロン株の強い感染力が問題になり、ワクチンの効果は2カ月半（10週）で30％まで低下することが分かった（図4－4）。イギリスは、間隔を3カ月に短縮するように指針を変えた。[11] その結果、イギリスでは、70歳以上の高齢者の90％が、2021年12月中旬にブースターを接種している。[12] 他の国も間隔を短くしてきた。

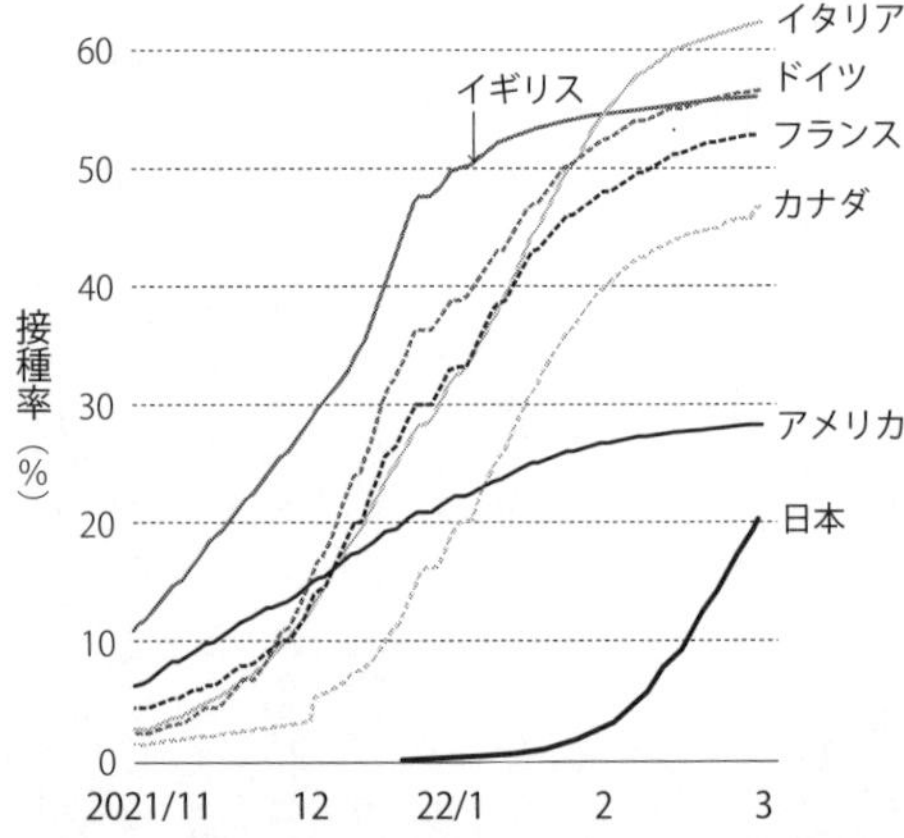

図5-4　オミクロン株対策としてのブースター接種
最初のワクチン接種（図5－2）と同じように、他の国より3カ月遅れで始まり、慌てて追いつこうとしている（2022年3月1日）（資料：Our world in data）

いつものことながら、厚労省は最新のデータに基づいて方針を変更することもなく、スピードが遅くても気にすることもなく、専門家会議もそれを問題にすることもなく、G7どころか、OECD38カ国のなかでもずば抜けて遅くなってしまった（図5－4）。その結果、ブースターは第6波のオミクロン大流行に間に合わず、多くの高齢者が犠牲になった。

遅れた理由として、政府は、自治体の準備が間に合わないためと説明したが、ワクチン接種はこれが初めてではない。そもそも、ワクチンのストックがあるのかどうかさえ、政府は情報公開をしない。なぜなのだろうか、と思っていたところ、河野太郎ワクチン担当前大臣のツイートが届いた。[13]

堀内大臣のことをいろいろ言う人がいるが……

私の時と比べてワクチンチームの人数が激減。私の時はチームは大臣室の隣にいたけれど、今は隣の建物の地下。厚労省が情報を出さない。最終的な決定権がない。都道府県とのリエゾンチームが解散させられた。ワクチンメーカーとの交渉が一元化されていない。

（河野太郎ツイート2月5日）


これでは何もできないはずである。厚労省は、うるさい河野大臣が交代したのを好機として、情報を出さないことにしたのだろう。堀内詔子（のりこ）ワクチン接種推進担当大臣（当時）も、もっと強く厚労省と対峙すべきであった。

2　ワクチン接種予約の遅れ

5日目にやっと予約

1億人の対象者に対して、短期間ですべてにワクチンを接種しようというのだから、その準備と実行は気が遠くなるような話である。予防接種法は、実務を行うのは地方自治体であると明記している。地方自治体は、コロナ禍で業務がいっぺんに増え、大変な作業を行うことになった。

私は、2021年5月中旬、川崎市の高齢者枠でファイザーBNTワクチンの1回目の接種をした。注射はあっという間に終わったが、予約を取るまでが大変だった。朝8時から、コンピュータの前で申し込みサイトに接続を試みたが全くつながらない。ようやく予約が取れたのは午後1時半過ぎであった。5時間以上かかったことになる。横浜市在住の友人は、毎日電話とコンピュータを使い、5日目にやっと予約が取れたという。

どのようにして受け付けるか、電話にするか、パソコンにするか、大きな会場でするか、かかりつけ医の診療所にするかなどは、地方自治体に任せられていた。大きい都市の方が大変なのは分かる。ただ、横浜市には65歳以上の高齢者が100万人近くいるというのだから、混雑、混乱するのは事前に分かっていたはずだ。そもそも、接種者が自ら予約するという、厚労省の指針がまずかった。早い者順としたため、電話にもネットにも予約が殺到した。かかりつけ医の電話は鳴り続け、診療に支障が出た。

相馬市、南相馬市の場合――申し込み方式をやめる

そのなかにあって、非常にスムーズに接種をした自治体がある。福島県の相馬市（人口3万5000人）と南相馬市（人口5万6000人）である。この2つの市は、電話とネットが

大混乱というニュースを見て、申し込みではなく、自治体が接種の日時場所を決めて住民に通知する方法をとった。接種の順番は行政区の区長が集まって、くじで順番を決める。都合の悪い人だけが、コールセンターに電話をして、変更を依頼する。医師会と相談の上、かかりつけ医方式ではなく、集団接種のみにした。この方法により、行政、住民の双方のストレスを軽減し、スムーズに接種できたという。この方法を実施するにあたっては、対象の大きさが問題となる。南相馬市が人口５万６０００人のことを考えると、最大10万人以下の人数までであれば、混乱もなく実施可能なのではなかろうか。

実は、相馬市方式は、医療従事者への接種と基本的に同じであった。病院によって、打つ日程にかなりの差が出たが、私の知っている範囲では、何でウチは遅いのだと文句を言いながらも、指示される日程にしたがっていた。

ブースター接種

ブースター接種に際しても、第1回、第2回の接種時の反省もなく、同じ方法で行われた。実際にいつブースター接種が行われたかを知るため、医療関係者を除く私の友人20人にメールで問いあわせた。

その結果、1月16日から3月11日まで、２カ月も幅のあることが分かった。第２回接種が早かったつくば市はブースターも早く、第2回が遅かった横浜市や福岡市はブースターも遅かった。

3 日本はなぜワクチン開発に出遅れたのか

日本製ワクチン候補

コロナワクチンの開発は、世界中の研究者と製薬企業が一斉にスタートした「ツール・ド・コロナ（Le Tour de Corona）」である。スタートの合図は、武漢からの情報であった。2020年1月、それを深刻に受け取ったチームが一歩先に走り出した。日頃からレースに備えて体力を鍛え上げていた選手、スピード感をもってすべてに対応できたチーム、財力のあるスポンサーをもつチームが結局勝利した。

「ツール・ド・コロナ」で圧倒的な強さを見せたのは、これまでレース経験のなかった新人のビオンテックとモデルナであった。すでに10人がゴールを切ったのに、日本はまだ、マラソンで言えば35キロ付近を懸命に走っている状態である。もっとも、苦戦しているのは日本だけではない。ワクチン開発で失敗しているメガファーマは少なくない。フランスのサノフィ（Sanofi）は、イギリスのGSK（Glaxo SmithKline：グラクソ・スミスクライン）と共同で

	ワクチンの種類	第1/2相	第2/3相p
塩野義／感染研／UMNファーマ	組み替えタンパクワクチン	2020/12開始 アジュバンド変更による試験を2021/10開始	３相試験を2021/10開始。 感染予防、抗体価。 ブースター試験を開始(2021/12)
第一三共／東大医科研	mRNAワクチン	2021/3開始 ブースター試験を開始	３相試験を2022年上半期開始予定
アンジェス／阪大／タカラバイオ	DNAワクチン	2020/6開始	2020/12期待する結果得られず。 高用量製剤開発に注力
KMバイオロジクス／東大医科研／感染研／基盤研	不活化ウイルスワクチン	2021/3開始	2021/10開始 ３相試験を2021年度内に開始予定
VLPセラピューティクス	mRNAワクチン	2021/10開始	2/3相試験を2021年度内開始予定

表5-1　国内のワクチン開発進捗状況
厚労省のまとめによる（2022年２月１日現在）

タンパクベースのワクチンを開発していたが、連携しているパスツール研究所は第１相試験で挫折した。[14] フランスの新聞は、「パスツール研究所の歴史に暗い日付として残るだろう」「国辱」とまで酷評したという[15]（本章エピグラフ参照）。

最初に日本のワクチン開発の現状を見てみよう。日本は、表５-１に示す５つのワクチン開発が進行中である。[16]

いずれのワクチン候補も、第１／２相試験は開始したが、第３相試験は多くが２０２１年（度）内に開始の予定をしている。アンジェス／阪大／タカラバイオは、第２／３相試験で効果が得られず、高用量に切り替えて再出発した。

国産が必要という論拠のひとつは、将来、新しいパンデミックに備えるためである。この主張には説得力がある。しかし、そのための戦略はよく考えねばならない。遅れているのは、ある意味では有利である。先発のワクチンをよく分析し、戦略を立てる時間があるのだ。表5-1の5種類のワクチン候補から絞り込むとすれば、すでに実績があり、大多数の日本人が接種しているmRNAワクチンであろう。第3章で述べたように、石井健は、すでにさまざまな感染症に対応できるmRNAワクチンの模擬ワクチンを用意している。mRNAワクチンの生産施設を国内に準備し、ライセンス生産をしつつ、国産mRNAワクチンに広げることも考えるべきである。

日本がワクチンを開発できなかった理由

勝利したチームが、自らの勝利をドキュメンタリー風に書いた本がある。私は、その『mRNAワクチンの衝撃』という本を読んで、衝撃を受けた。[17]「光速」と呼んだすごいスピード。政府の予算を当てにしない資金力。野心的な移民の指導者たち。ベンチャーの挑戦力。60カ国の出身者と男女同数からなる多様性。大統領の圧力も跳ね返し、官僚の言うとおりにならない独立性。諸々含めて、ものすごいエネルギーの塊だ。これでは、ワクチンだけでなく、あらゆる分野で日本はますます取り残されるのではないかと、絶望感を感じた。

2021年2月、イギリス人の友人からメールが来た。I am puzzled という書き出しで、なぜ、日本の科学者はワクチンの開発ができないのか、と聞いてきた。以下、その理由について考えてみたい。

(1) スピードがあまりにも遅かった

スピードが遅いのは、ワクチンだけではないが、ワクチンはすべての点でスピード感がなかった。最初のワクチン接種も遅かったし、ブースター接種はとびきり遅かった。その上、国産ワクチンを作ることもまだできていない。

政府は、ワクチンのために１００億円の研究費を用意したが、その研究費を配分するＡＭＥＤは平時の対応をした。いつも通り、研究開発の責任者を決め、評価委員を選定し、応募要項をまとめ、募集書類を作り、公募し、書類審査をし、ヒアリングを行い、慎重に審査をして、採択に至った。決まったのは２０２０年９月末。ファイザーＢＮＴワクチン、モデルナワクチンは、すでに第３相の臨床試験が半ばを過ぎていた。

しかし、ＡＭＥＤだけを責めるわけにもいかない。悲しいながら、私の所属する日本学術振興会（日本最大の研究費配分法人）も、ワクチン研究費を任されたら同じことをやっていたであろうと、自分の経験から自信をもって言える。私のこれまでの経験では、新しい提案をしたとき、優秀な事務官ほど即座に「先生、それは無理です」と答え、できない理由を得意げに話す。提案はそこで止まってしまう。日本には、非難を恐れ、「石橋を叩いて、橋を壊す」文化があるのだ。ＩＭＤ（国際経営開発研究所）の「世界競争力年鑑」が、日本の政府効率性を64カ国中41番目とランク付けするのも頷ける。[18]

（2）予算があまりにも少なすぎた

日本のワクチン開発費は100億円。アメリカは1兆円。100倍の差がある。加えて、第3章に書いたように、欧米では、民間からの多額の投資があった。しかし、日本の研究者、企業にとって、予算を頼れるのは政府だけだ。この唯一のルートから支援が得られなければ、開発はストップしてしまう。

潤沢な予算を背景に、ファイザーBNTのグループは、8つのワクチン候補の開発を並行して進めた。そして試験用のワクチンを作り、第1／2相試験に入った。そのなかから2本にしぼり、最後にひとつにした。[17] 複数の候補を同時に進めることにより時間も短縮できたが、研究費もそれだけかかった。さらに、4万人規模の多国間臨床試験。これにいくら予算がかかったのか、想像もできない。

ビオンテックは自らの財政努力により、相当の投資額を得ていたし（第3章）、メガファーマのファイザーは、自力で開発ができるだけの財力がある。それに比べると、日本の研究者や製薬会社は政府の金に頼るほかないのだ。

(3) 政府も企業もワクチン開発から逃げていた

ワクチンはベネフィット、つまり疾病の予防効果がリスクを上回るかという視点で審査され、認可される(51―52頁)。しかし、個人個人の問題としたとき、リスクは結果的に傷害となる。当事者にとって、傷害は決して見逃すことができないリスクなのはよく分かる。傷害が起きると、社会問題化し、訴訟にまで発展する。訴える方は、ベネフィットには目をつぶり、リスクしか見ない。メディアは「正義の味方」よろしく、弱い方の肩をもつ。結局、そのたびに監督官庁である厚労省は謝罪し、製薬会社は賠償の責任を取ることになる。かくして、厚労省も製薬会社も臆病になり、開発に消極的になる。

特にワクチンは、大勢の健康な人に接種するだけに、会社はリスクに敏感になる。その上、流行が収まれば売れなくなり、在庫を抱える。開発しても、よりよい後発ワクチンができれば売れなくなる。製薬会社が、経営上のリスクを抱えるワクチンの開発に躊躇したとしても仕方がない。日本にあるワクチンメーカーは、第一三共、武田薬品、KMB(KMバイオロジクス)と阪大微研会の4社しかない。そもそも、日本のワクチン業界は脆弱なのだ。新しいワクチンにチャレンジできなくても、それほど不思議ではない。

（4）感染者の少ない日本では臨床試験は困難

臨床試験は、薬剤開発にとって避けては通れない厳しい関門である。数百人規模の第1相、第2相試験であれば日本でも問題なくできるだろう。実際、安全性と抗体価による効果判定は、ファイザーBNT、モデルナ、アストラゼネカも日本で実施し、PMDAの承認を得ている。

しかし、数万人単位の第3相試験となると、状況は一変する。何をもって効果の判定基準（エンドポイント）とするかが問題になる。これまでのワクチンはすべて感染の予防効果で判定してきた。COVIDのように感染性の強い病気でさえも、3万人（モデルナ）から4万人（ファイザーBNT）を対象に二重盲検試験を行った。日本では、第6波のときくらいの感染者がいなければ、第3相試験はできないであろう。とすれば、感染者の多い国に行って第3相試験をしなければならない。実際、これまでのCoV-2ワクチンは多国間の共同研究であった。しかし、厚労省は外国で億円単位の臨床試験をすることを認めるであろうか。

そこでPMDAは、感染予防効果をエンドポイントとしない簡便法を導入する方針を発表した[1]。すなわち、感染の代わりに抗体価をエンドポイントとし、プラセボの代わりに既存のワクチンを使い、比較する方法である。この方法であれば、少ない人数（数千人レベル）で結論が出るであろう。プレス発表には、この方針を世界が承認したように書いてあったが、疑問に思い、元となった資料を調べた。すると、薬事規制当局国際連携組織（ＩＣＭＲＡ：International Coalition of Medicines Regulatory Authorities）は、そこまで割り切っていないことが分かった。[19] 次に引用する。

主要評価項目は……検査で確定されたＣＯＶＩＤ－19の感染とする。その他の重要な評価項目には、抗体を評価する血清学的方法、……入院、人工呼吸器導入、または死亡……

国際的には、感染予防効果をエンドポイントとすることが標準なのだ。抗体価をエンドポイントにしたのでは、多分日本が承認したとしても、国際的な承認は難しいであろう。結局はガラパゴス化ワクチンを作ることになる。もちろん、その後、実社会で感染予防効果が認められれば、国際的にも有効なワクチンとして承認されると思うが。

（５）実社会の効果と安全性検討にはデジタル化が必須

実社会の効果を見るのも大変である。１００万人以上の接種者をフォローアップして、有効性を確かめなければならない。日本は、ノバルティスの降圧剤の研究不正事件以来、臨床試験が簡単にはできないようにさまざまな条件がつけられている。マイナンバーが普及していないなかで、１００万人を超えるワクチン接種者と非接種者をフォローし、感染状態を調べることは非常に困難であろう。

（6）長い目で見た基礎研究をおろそかにした

ノーベル賞を取るような研究には、２種類がある。誰も重要性を認識していなかったときの先駆的研究、そして誰もが重要と思っている問題を解決した研究である。前者には、たとえば山中伸弥のｉＰＳ細胞研究、大隅良典のオートファジー研究がある。後者の代表は利根川進の免疫グロブリンの研究である。これまでの受賞を見てみると、前者が多いのに気がつくであろう。すなわち、ノーベル賞を取るような研究は、当時にあっては将来どのように発展するかも予想できないような、研究者の自由な発想による研究なのだ。カリコーのシュード・ウリジンもまさにそれにあたる。

競争社会になるにしたがい、目先の利益が重要視されるようになる。「選択と集中」により、誰にでも分かるような研究と社会貢献だけが選択され、集中的に支援される。たとえば、石井健のワクチンは、ＭＥＲＳはもう終わったという理由で予算がつかなかった。あのとき、今は流行していなくても、将来の流行を見据えて研究を支援していれば、新型コロナワクチ

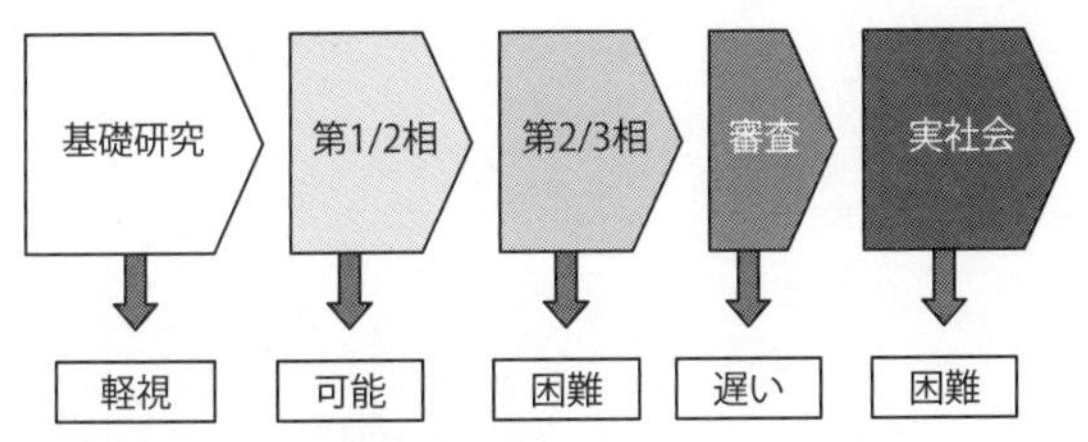

図5-5　ワクチン開発のステップ
それぞれのステップに、困難が待ち受けている

ンでも日本はイニシアチブを取ることができたはずだ。研究者と同じように、あるいはそれ以上に、研究予算に関わる立場の人は広い視野と将来を見通す力が試されている。

最後に、日本のもつワクチン開発の困難性を、ワクチン開発の段階にしたがってまとめてみよう。図５－５にまとめたように、確かに困難な箇所はある。しかし、努力をすればできないことはない。基礎研究を大事にするようにする。外国でも臨床試験ができるようにする。審査は迅速に行う。実社会の効果をフォローできるように工夫する。できないことはないはずなのだ。

第6章　治療薬への期待

「春はモカ」枕草子のように言うコーヒー好きの友に会いたい　山添聖子

大きくは生死に分かれその外に後遺症ありこの疫病はや　池田和彦

1940年代まで、多くの若者を無念の死に追いやった結核は、ストレプトマイシン（1944年発見）により、治る病気となった。エイズ、肝炎のようなウイルス疾患に対しても、有効な薬が次々に開発され、われわれは、感染症をそれほど恐れなくなっていた。そのようなときに、中国の洞窟にいたコウモリのウイルスがヒトに感染し、わずか3カ月足らずの間に世界中に広まり、パンデミックとなった。

そのとき、世界は新しい感染症に対して何の準備もできていなかった。中世のペスト、前世紀のスペイン風邪にも匹敵するような、この恐るべき感染症に対して、感染症の専門家だけでなく、あらゆる分野の科学者が挑戦を開始した。まだ十分とは言えないが、この2年の

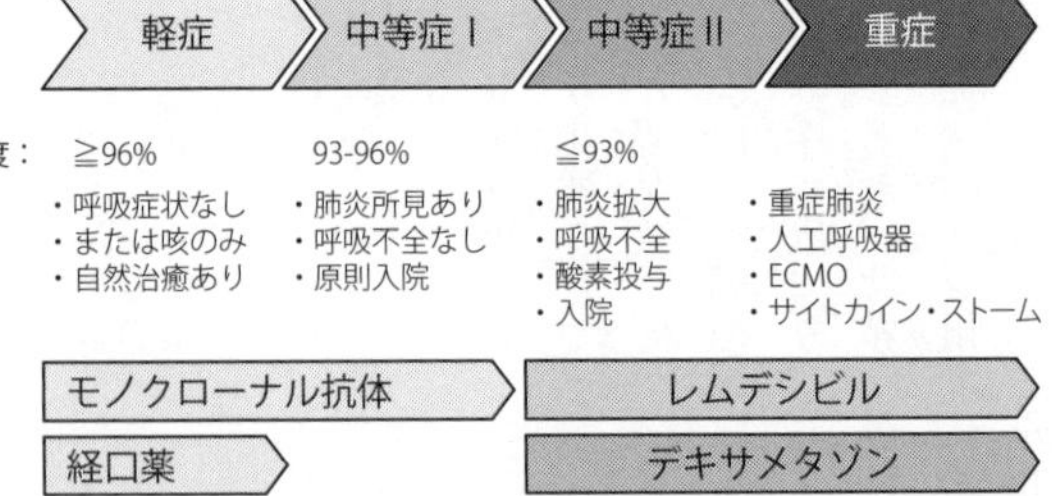

図6-1　COVIDの進行とそれに対応する治療法

NIHの治療指針を参考に作成(1)

間に、われわれは有効なワクチンと治療薬を手にすることができた。これはすごいことだ。

図6-1に、COVIDの進行にしたがって使い分けられる薬をまとめた。感染の初期、軽症のときは、咳をするくらいで目立った呼吸症状はない。軽症の段階では、モノクローナル抗体、経口薬が効く。この段階で治癒する人が多い。しかし安心はできない。何人かは中等症以上に進み、高熱が出て、息が切れるようになる。肺炎の兆候だ。パルスオキシメーターで指を挟むと、酸素飽和度93%以上だが、レントゲンを撮ると、すりガラス状の病変が肺に見られる。中等症Iのステージである。不気味な影はだんだん広がっていく。中等症IIまで進むと、酸素を補給しなければならず、より強力な薬が必要になる。レムデシビルとデキサメタゾンの出番だ。患者自身の力で十分な酸素を肺に送れなくなると、人工呼吸器に頼らざるを得ない。さらに進んで、肺で酸素交換ができ

なくなると、人工の肺、エクモを使うことになる。炎症を制御できない「サイトカイン・ストーム」になると、サイトカインを抑える薬が必要となる。

素晴らしいことに、わずか2年の間に、COVIDの進行に応じて使える薬がそろってきた。ワクチンをすり抜けて感染したとしても、99%の人は何とか助けられるようになったのだ。この章では、このような薬について考えてみよう。

1 感染初期に使われる薬

感染初期の治療

第5波のとき、病院は重症患者であふれ、軽症者はもちろん、中等症以上の患者でさえも入院できない状態が続いた。入院できないまま、自宅で経過観察するうちに家族を感染させる。なかには、家庭内で重症化し、そのまま亡くなる方もいた。そのような悲劇を防ぐためには、感染初期に進行を止め、入院しなくても済むようにする薬が必要である。しかし、軽症患者の重症化を防ぐ薬、モノクローナル抗体治療薬と経口薬が現れたのは、2021年も半ばを過ぎてからである。

感染初期に使われる薬は、モノクローナル抗体にしても、経口薬にしても、症状が軽いうちに使わなければ効き目がない。モノクローナル抗体は発症から7日以内、経口薬は3日以内、長くても5日以内に投与しないと効果がないのだ。COVIDの波が押し寄せるたびに、検査を受けるためには保健所に100回以上電話をしなければならず、電話がつながっても、PCR検査まで、さらに数日間待たねばならないような状況が続出した。それでは、せっかくの早期治療薬も活躍する場がない。早期治療には、早期対応の条件を整える必要があることを最初に指摘しておこう。

［コラム6－1］「モノクローナル」と「ポリクローナル」

抗体による治療の話を始める前に、「モノクローナル」と「ポリクローナル」についての理解が必要であろう。感染をすると身体のなかでたくさんの抗体が作られるが、それぞれの抗体、たとえば、抗原XとZを認識する抗体はそれぞれ1個のBリンパ球が担当する。ひとつのリンパ球に由来するので、「クローン」の抗体という意味でこのような名前がついた。試験管内で抗体を作るときには、1個のリンパ球を選ぶ（クローニング）ので、「モノクローナル抗体」となる。しかし、身体のなかでできる抗体は、たくさんのBリンパ球が動員されるので「ポリクローナル抗体」になる。抗体の名前の最後に「mab」がつく薬は、モノクローナル抗体である。mab（マブ）のつく薬の値段が高いのは、複雑な操作を経て人工的に作るからである。

COVIDの治療には、モノクローナル抗体が使われる。モノクローナル抗体の代表的な製剤は、リジェネロン（Regeneron）社の2種類のモノクローナル抗体を組み合わせた抗体カクテル（ロナプリーブ）である。ポリクローナル抗体（治癒患者の血漿）は、パンデミックの初期にアメリカで使われたことがあったが、後述するように、評価は定まっていない。

モノクローナル抗体にしてもポリクローナル抗体にしても、抗体療法は、きちんとワクチンを受けていれば本来必要がないはずである。さらにワクチンの場合は、抗体産生はメモリーB細胞によって記憶され、キラーT細胞が誘導されるなど、全面的な防御態勢が組まれるのに対して、抗体療法は、抗体だけを便宜的に注射することになるので、作用の幅は狭くなる。しかし、ワクチンを打ったにもかかわらず感染してしまった人は、自身の抗体が十分に働いていない恐れがある。そのような人にとっては抗体療法は十分期待できる治療であるし、実際、高い効果を上げている。

モノクローナル抗体

トランプ前大統領は、大統領選挙を間近に控えた２０２０年10月２日、ＣｏＶ－２に感染して、ワシントン郊外の陸軍病院に入院した。と思ったら、３日後には元気な姿を見せた。このとき「人道的」な理由で使われたのが、リジェネロン社の未承認のモノクローナル抗体であった。ＮＹタイムズによると、トランプ大統領はレムデシビルとデキサメタゾンによる治療も同時に受けていたというが、感染の初期であったことを考えれば、効いたのは多分抗体カクテルであろう。[2]

アメリカのリジェネロン社の研究者たちは、ＣＯＶＩＤから回復した人の抗体を分析して、２つの抗体に行きつき、それらをモノクローナル抗体として作成することに成功した。[3] 抗体カクテル（ロナプリーブ）は、２つの抗体（カシリビマブとイムデビマブ）から構成されている。抗体カクテルは、二重盲検第３相試験によって有効性が確認された。[3] ７５３人の家庭内濃厚接触者（未感染）に注射した場合の感染予防効果は81％であった。感染者に投与した場合、入院あるいは救急外来を受診したのは、プラセボの９％に対して、カクテル投与群は３％であった。ＦＤＡは、この結果を基に２０２０年11月に緊急使用を承認した。[4] 日本では、２０２１年７月に抗体カクテルの緊急使用が承認された。

抗体カクテルは、酸素投与を必要としない、発症から１週間以内の軽症から中等症Ｉまでの感染者が対象になる。最初は、入院患者のみが対象であったが、自宅療養者の増加に対応するために外来での投与も承認された。さらに、濃厚接触者、ワクチンを接種していない人への予防措置としての投与も認められた。沖縄県の症例では、臨床症状の改善は95・2％（400／420）に見られた。[5] リジェネロン社の抗体カクテルが優れているのは間違いない。しかし、オミクロン株には無効であるので、使えない。なお、抗体カクテルを注射された人は、ワクチンの効果も消されてしまうので、投与後6カ月はワクチンの接種ができない。

「mab」のつく薬は高価であるとコラムに書いた。政府は一体どのくらいの価格で、どのくらい買ったのであろうか。本来、中外製薬との契約は秘密であったのだが、菅前首相は、退陣して間もない10月12日、首相をやめた気軽さからか、ひとり分31万円で50万回分を調達したことをインターネット番組で明らかにした。[6] 当初は20万回分であったが、買えるだけ買えと指示を出し、50万回分を買ったという。つまり、合計1550億円である。しかし、リジェネロン社の発表によると、アメリカ政府は1回あたり2100ドル（$2.625 billion/1.25 million doses）で購入しているので、日本は35％（約500億円）も高い買い物をしていることになる。[7] 抗体カクテルは政府の買い上げなので、利用者の直接の負担はないのだが、いずれにせよ税金なので国民の負担となる点では同じだ。

ソトロビマブ

ＧＳＫとＶＩＲバイオテクノロジー（Vir biotechnology）社が開発したソトロビマブ（Sotrovimab）は、抗体の認識部位がユニークである。２００３年に流行したＳＡＲＳ生存者のメモリB細胞抗体を分析し、その抗体の認識部位を用いた。[8] その部位は、アルファ、ベータ、ガンマ、デルタ株の変異部位と重なっていない。このため、今後も変異によって影響を受ける可能性は低いと思われる。[1,2] １０５７人が参加した第３相試験では、投与29日までに、プラセボと比較して入院と死亡を79％減少させた。この項で紹介するほかの抗体と異なり、ソトロビマブはオミクロンにも有効である。[1,2]

バムラニビマブ、エテセビマブ

イーライリリー（Eli Lilly）が開発したバムラニビマブ（Bamlanivimab）とエテセビマブ（Etesevimab）カクテルは、デルタ株に効果がある。１０００人近くの健康な介護施設入居者と介護スタッフを対象とした臨床研究では、感染リスクを80％減少させた。ＦＤＡの緊急使用も承認されている。[1]

回復者血漿療法（ポリクローナル抗体）

１８９０年、北里柴三郎とベーリング（Emil von Behring）は、ジフテリアと破傷風毒素を注射した動物（馬）の血清を用いて、この２つの危険な感染症を治療した。それを出発点として、現在の抗体治療が始められた。理論的に考えれば、ＣＯＶＩＤからの回復者の血漿（Convalescent plasma）には、感染に対して有効に働いた抗体が含まれているはずである。回復した患者の血漿を注射すれば、患者を治すことができるのではないか。実際、そのような方法で治癒した患者が、テレビで感謝の言葉を語っているのを見たことがある。

ただし、アメリカを代表する病院であるメイヨークリニック（ミネソタ州）は、回復期の患者の血漿の臨床実験で、有効性を信じさせるだけのデータを示すことができなかった。そのため、２０２０年８月、ＦＤＡは血漿療法が無効と結論した。しかし、トランプ前大統領は、選挙を控え焦っていたのだろう。９月には、大統領の指示により、何万人という人がこの治療を受けた。だが、効果は見られなかった。２０２１年１月には、１万人を対象としたイギリスの大規模臨床実験が行われたが、無効であった。結局、２０２１年２月にＦＤＡは、抗体を多量に含む血漿に限り、初期の感染者に使用することを承認した。[1,2]

感染初期の経口薬

モノクローナル抗体は早期の感染者に有効であったが、点滴で投与するため、治療の場が限られていた。インフルエンザの際のタミフルのように、経口薬であれば自宅で療養する人にも使えるので、コロナ医療全体に大いに貢献するであろう。そのような期待に応えて、非常に有効な経口薬がアメリカの製薬大手メルク（Merck：アメリカ以外ではMSDと称する）とファイザーから発表された。その反響は大きく、サイエンス誌が「疑いもなくゲームチェンジャー（Unquestionably a game changer）」と伝えたほどであった。[9]

パンデミックが確かになってきた2020年3月、マサチューセッツ・バイオテックのヌワンコウ（Jen Nwankwo）は、COVIDの薬を探索するAIを立ち上げた。ソフトのひとつは、140億の化合物を数時間内にスクリーニングする。他方のソフトは、ウイルス阻害剤を設計する。2つのソフトにより、239の化合物がCOVID治療薬の候補に挙げられた。[10]

CoV‐2は、同じRNAウイルスに属するインフルエンザ、HIV、肝炎ウイルスと似ている点が多い。多くの製薬会社が抗ウイルス剤の開発に取り組んできたが、実際に使用に至る薬は氷山の一角に過ぎず、水面下には数多くの候補薬があった。新しく薬を作ろうとすると、パンデミックには間に合わない。それよりもてっとり早く、現在使われている薬、最終的には薬にならなかった補欠の薬、何に使ってよいか分からないまま眠っている薬から探すのが一番効率のよいことになる。そして実際、その通りになった。

モルヌピラビル

モルヌピラビル（Molnupiravir：語尾のvirは抗ウィルス薬を示す）は、エモリー大学（ジョージア州）のベンチャー事業とメルクによって、抗インフルエンザ剤として開発された。ゲノム塩基と似た構造なので、ゲノム複製の際に間違って取り込まれ、ウイルスの複製を阻害するというメカニズムである。日本を含む22カ国で二重盲検試験が行われた。[1,2,11]

- 投与対象：ワクチン未接種で、ＣＯＶＩＤ発症５日以内の外来患者。少なくともひとつ以上のハイリスク因子の保有者に有効。入院患者には効果がほとんどない。
- 服用期間：５日間。
- 効果：中間報告では入院を50％抑えると報告されたが、最終的には、30％の入院抑制であった。死亡はモルヌピラビル群１人に対して、プラセボは９人。この薬が、入院と死亡を抑えることには間違いない。
- 価格：７１０ドル／コース（アメリカ政府の購入額は$2.2 billion/3.1million courses）

モルヌピラビルは、中間報告で50％有効と発表されたが、最終的には30％となった。このため、落胆した向きも多かった。事実、フランスは5万回分を発注していたが、キャンセルした。[12] しかし、30％でも入院死亡が防げれば大きな貢献である。それに、次に述べるパクスロビドと作用点が異なるので、併用によって効果を上げる可能性もある。

パクスロビド

ファイザーの薬である。またファイザーか、と思うかもしれない。しかし、ロシュに次いで世界第2位の「メガファーマ」は、常にチャレンジを続けてきた（ちなみに日本の武田製薬は２０２０年第9位）。ファイザーは２０００年代初めから、ＳＡＲＳに対する薬の開発を進めていた。しかし、ＳＡＲＳが終息したため、眠っていた薬（PF-07321332）にチャンスがまわってきたのである。[13] この薬は本来、静脈内投与（点滴）が予定されていた。ところが、マウスに経口投与をしたところ、十分な血中濃度が得られることが分かり、経口薬として開発することになった。[14]

パクスロビド（Paxlovid）は、タンパク分解酵素阻害剤である。ＣｏＶ－２のｎｓｐ5遺伝子によってコードされているタンパク分解酵素（3C-like protease）は、ウイルスの増殖にとって必須の酵素である。スパイクタンパクがレセプターに結合して細胞内に入るときには、タンパク分解酵素によってスパイクタンパクがカットされる必要がある。そのタンパク分解を阻害することにより、ウイルスの複製をごく最初の段階で抑えるというのが、そのメカニズムである。ＡＩＤＳの薬として使われていたタンパク分解酵素阻害剤リトナビル（ritonavir）を補助薬として加えることにより、PF-07321332を安定化させ、ＣＯＶＩＤ治療薬パクスロビドとなった。[13,14]

２０２１年11月、ファイザーはパクスロビドの第３相二重盲検試験の結果を発表した。

- 投与対象：発症３日以内の患者。少なくともひとつ以上のハイリスク因子の保有者。
- 服用期間：５日間。
- 効果：発症３日以内の患者に対しては入院を89％抑える。死亡はゼロ。発症後４～５日の患者に対しては、入院を85％抑える。
- 価格：５３０ドル／コース（アメリカ政府は、$5.3 billion/10 million courses で購入）

塩野義　Ｓ－２１７６２２

塩野義製薬が開発中の２１７６２２も、ファイザーのパクスロビドと同じように、タンパクの３ＣＬ（3C-like）プロテアーゼを標的にしている。安全性を確認するための軽症、無症状の感染者を対象とした治験では、ウイルス検出が60～80％減少したというプレスリリースを出している。すでにＰＭＤＡへの早期のデータ提供は済んでおり、速やかな認可に向けて準備している。ＰＭＤＡの認可が得られれば、今春には、１００万人分の供給を目指すという。日本発の薬が、３番目の経口薬として世界で使われる日を期待したい。

発展途上国への特許料フリー供給

ファイザーとメルクは、95もの発展途上国にパクスロビドとモルヌピラビルを特許料なし（royalty free license）で提供することにした。[15] 具体的には、国連の医薬品特許プールに寄贈される。これによって、これらの国は非常に安い価格で2つの薬を作ることも買うこともできるようになる。95の国の大部分はアフリカとアジアの貧困国であり、世界の人口の半分以上を占めている。しかし一方で、ワクチンの特許権についてはファイザーは譲る方針はない。

2　中等症Ⅰ、Ⅱから重症までの治療薬

レムデシビル

中等症になると、炎症と呼吸器の症状が出てくる。酸素飽和度が下がり、息切れ、咳、高熱、呼吸困難などの肺炎の症状で患者は苦しむ。中等症ⅠからⅡの段階に入ると、患者のス

トレスも大きく、医療者側もそれ以上悪化しないようにあらゆる手立てをとる。患者にとっても、医療者側にとっても、この段階を改善する薬が最も必要とされていた。レムデシビル（Remdesivir）は、そのような期待を背負って登場した。

レムデシビルは、アメリカのギリアド・サイエンシス（Gilead sciences）社が、エボラ出血熱治療薬として開発したが、エボラには効かなかった。しかし、２０１７年、ノースカロライナ大学の研究によって、ＳＡＲＳ、ＭＥＲＳなどのコロナウイルスを抑えることが分かった。[16] レムデシビルがＣＯＶＩＤに有効であることが証明されたのは、アメリカの最初のＣＯＶＩＤ患者によってである。２０２０年1月19日、武漢から帰国した35歳の男性が呼吸器症状を訴えてワシントン州の病院に入院した。ＣＤＣに検体を送り、ＣＯＶＩＤであることが確定した。肺炎の症状が進むなか、入院７日目にレムデシビルを投与したところ、症状は劇的に改善した。[17]

この症例報告がきっかけとなって、レムデシビルの臨床研究が進んだ。その後の二重盲検試験の最終報告によると、レムデシビルの効果は、酸素投与を受けている患者のみに見られ、中等症から重症の患者の在院日数は、15日から10日に短縮された。一方、酸素を必要としない初期の患者、エクモ治療を受けている重症者には効果がなかった。[18] ＦＤＡは２０２０年10月、レムデシビルを最初のＣＯＶＩＤ治療薬として承認した。

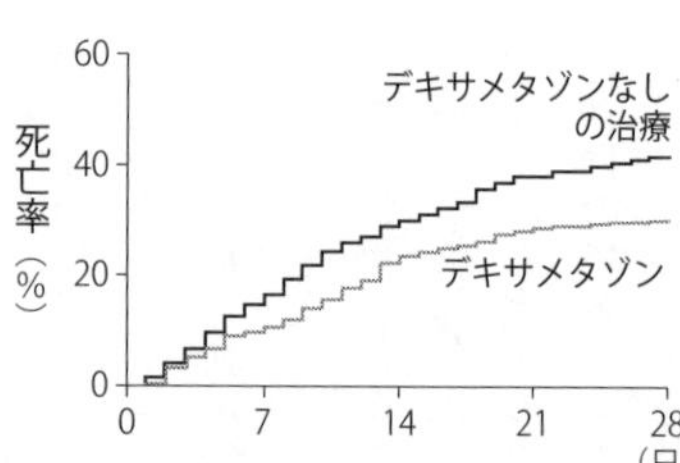

図6-2　デキサメタゾンの人工呼吸器、エクモ使用患者の死亡率への効果
デキサメタゾン群は、プラセボ群に比べて、明らかに死亡を予防している(20)

ＷＨＯも、レムデシビルの治療実験を開始した。７０００人の患者を対象とした大規模臨床試験の結果、致死率、人工呼吸器の必要性、症状軽減のいずれから見ても、レムデシビルには効果がないとした。[19]

日本では、ＦＤＡの緊急使用許可を受け、２０２０年５月、わずか３日という審査によって、レムデシビルを特例承認した。費用はひとりあたり25万円と言われている。

デキサメタゾン

デキサメタゾン（dexamethasone）は、１９５０年代の終わりから使われている抗炎症ステロイドである。原因を問わず、急性炎症、慢性炎症、アレルギーなどに有効だ。高山病の治療にも必須の薬である。デキサメタゾンがＣＯＶＩＤにも有効であると知ったとき、古典的な薬はやっぱりすごいとは思ったものの、それを超える新しい薬がないのにがっかりした覚えがある。

デキサメタゾンの有効性を確認したのは、イギリスの大規模追跡調査であった。[20] ＣＯＶＩＤの入院患者２１０４人にデキサメタゾン６mgを10日間、静脈あるいは経口投与した。対照として4321人をプラセボ群とし、それぞれ28日間観察した。結果は、患者の呼吸状態によって異なっていた。一番大きな効果が得られたのは、人工呼吸器装着、エクモ治療などの機械的呼吸補助装置の患者であった。死亡率は、デキサメタゾン群の29・3%に対して、対照群は41・4%であった（図6－2）。酸素補給を受けている場合も、14・0%対17・8%でデキサメタゾン群の死亡が少なかった。しかし、酸素補給を必要としていない患者では両者の間に差がなかった。

レムデシビル＋デキサメタゾンは、中等症Ⅱ以上の唯一の薬である。このため、ほぼ全例に使用されている。しかし、劇的によくなった症例はないとコロナ専門医は言う。

3　サイトカイン・ストーム治療薬

サイトカイン・ストーム

身体のなかで、組織は互いに連絡を取り合っている。典型的なのはホルモンである。ホルモンは甲状腺や副腎などの臓器で作られ、特定の臓器に働く。それに対して、サイトカイン（cytokine）は、免疫細胞などが作る情報タンパクである。ウィルスが入ってくれば、感染に対処するため、サイトカインによって免疫細胞に招集をかけ、免疫細胞間のネットワークが動き出す。炎症がひどくなり、山火事のように広がり始めると、あちこちの免疫細胞がサイトカインを作り、「嵐」のように飛び交い、サイトカインがサイトカインを呼び、パニックになる。このような状態をサイトカイン・ストーム（cytokine storm）と呼ぶ。悪くすると、全身に炎症が広がり、血管内で血が固まり、いくつもの臓器が機能しなくなる。新聞の死亡欄でよく見る「多臓器不全」だ。ＣＯＶＩＤも、炎症が進むとサイトカイン・ストームになる。

トシリズマブとサリルマブ

サイトカイン・ストームを抑えるのには、混乱の元となっている有力サイトカインを抑えることである。力のあるサイトカインを抑え込めば、他のサイトカインも落ち着いてくるであろう。そのようなサイトカインのひとつに、インターロイキン６（interleukin 6：ＩＬ６）がある。大阪大学の岸本忠三と平野俊夫が発見したＩＬ６を抑える抗体トシリズマブ（Tocilizumab：中外製薬）あるいは類似薬剤サリルマブ（sarilumab）を注射すると、サイトカイン・ストームが収まるのではと多くの人が期待した。

代表的な医学雑誌ＮＥＪＭには、トシリズマブによるＣＯＶＩＤ治療の臨床試験が、６例以上報告されている。無効という報告もあるが、有効という報告もある。[21,22,23] たとえば、イギリスの臨床試験によると、トシリズマブ使用患者の死亡率は28・0%、サリルマブは22・2%に対して対照群は35・8%であった。[22]

4　日本発の治療薬

日本発のCOVID治療薬としては、上記のトシリズマブのほかに、アビガン（富士フィルム富山化学）、アフリカおよび動物の寄生虫予防に大きな貢献をしたイベルメクチンがある。特にイベルメクチンの功績で大村智（北里大）がノーベル賞を受賞したことにより、日本国内の期待は非常に大きい。

アビガン

アビガン（Avigan：Favipiravir）は、2020年の前半に非常に期待されていた薬である。もともとインフルエンザの予備薬として政府が備蓄していた。2020年代の前半、安倍晋三元総理はたびたびアビガンに言及し、2020年5月には、今月中に承認を目指したいとまで発言し、期待をにじませていた。中国からも、アビガンが武漢の流行時に非常に効果があったという論文が発表されていた。しかし、そのうちのひとつは撤回され、他の論文もあまりにも効き過ぎているデータなので信用されなくなった。

藤田医科大学が中心となって臨床試験が行われたが、「二重盲検」ではなく、患者だけが何を使ったかを知らないという「単盲検試験」であった。多分、「単盲検」でもよいと、厚労省筋から示唆があったのではなかろうか。医師が何を使ったかを知っていれば、判定にバイアスが入りかねない。エンドポイントに使用したのは「症状の軽減」と「PCR検査陰性化までの時間」であった。PCR陰性化は、14・7日から11・9日と3日短くなった（統計的に有意）。しかし、薬事審議会は「データから有効性を明確に判断することは困難」としてアビガンを承認しなかった。カナダの会社が、1231人を対象に二重盲検試験を行ったが、アビガンが治癒を早めるというデータは得られなかったと2021年11月に発表した。[2]富士フイルム富山化学は、日本でアビガンの治験を進めていたが、重症化しにくいオミクロン株の流行で検証が困難になったため、2022年3月に治験を打ち切った。[24]

イベルメクチン

イベルメクチンは人気がある。アビガンの場合は安倍元総理ひとりであったが、イベルメクチンには、日本にもアメリカにもラテンアメリカにもインドにも、応援団がいる。アメリカでは、共和党上院議員のジョンソン（Ron Johnson）がイベルメクチンに関する公聴会を開いた。[25] ラテンアメリカでは、安全で有効な薬としてイベルメクチンを求めている。[26] 日本では、イベルメクチンの発見者であり、それによってノーベル賞を受賞した大村智が『イベルメクチン――新型コロナ治療の救世主になり得るのか』という本を出した。[27]

有効性を主張する応援団がいる一方、イベルメクチンの有効性に関して否定的報告と評価がある。２０２２年３月現在、81の研究が行われており、そのメタ解析が常時まとめられている。[28] そのうちのひとつ、ブラジルで行われたランダム化二重盲検試験によると、イベルメクチン（体重１kgあたり４００μg投与）とプラセボの間に、病状の進行（入院）に有意の差はなかった。[29]

［コラム６－２］　呼吸補助

ＣＯＶＩＤの治療で、薬と並んで、あるいは薬より重要なのは酸素である。この病気は、全身のさまざまな臓器に問題を起こすが、一番多くかつ重大なのは肺炎である。肺炎が進行すれば、当然呼吸が苦しくなり、命をつなぐためには、足りない酸素を補わなければならない。どの病院でも、病室のベッドの枕元には酸素の配管があり、そこから患者に酸素を補給する。酸素の補給が必要になるのは、中等症Ⅱ以上である。重症になると、人工呼吸器、さらにはエクモが必要になる。代表的な酸素補給法を簡単に紹介しよう。

(1) 鼻カニューレ

一番簡単な酸素補給法である、鼻孔の形状に合わせたプラスティック・チューブを鼻に入れて酸素を補給する。酸素は6L/分が限度である。

(2) 酸素マスク

鼻から口までを覆うプラスティック製のマスク内に酸素を流す。より高濃度の酸素が必要な場合は、リザーバーバッグにためた呼気を再吸入する方法などがある。10L/分まで可能。

(3) ネーザルハイフロー(Nasal high flow:NHF)

人工呼吸器使用の一歩前の酸素補給法。高圧に耐えられる鼻カニューレにより、高流量の酸素を流す酸素療法。60L/分まで可能。100%の酸素投与もできる。高流量を流すため、酸素と圧縮空気を混合して酸素濃度を調節した上で、加温して流す。鼻腔も乾燥しないし、会話、飲食も可能。ただ、酸素の流れる音がうるさいので、敬遠する患者もいる。ウイルスを室内に拡散するので、陰圧室でしか使えない。

（4）人工呼吸器

自発呼吸は、横隔膜と呼吸筋によって行われる。自発呼吸だけで必要な酸素を供給できなくなった場合は、人工呼吸器によって機械的に肺に空気を出し入れすることになる。気管にチューブを挿管する方法と、空気の漏れないマスクをつける方法がある。挿管したときは、麻酔剤、筋弛緩剤が必要になる。マスクをつける方法では、会話や食事もできるし、侵襲が少ない。気管切開をするときもある。

（5）エクモ（ＥＣＭＯ：Extracorporeal membrane oxygenation）

酸素投与を行っても、自身の肺で十分に酸素交換ができなくなった最重症の患者に対して行われる。太い静脈からポンプで血液を抜き出し、人工肺を用いて、体外で血液中のガス交換を行い、体内に戻す。ＩＣＵにおいて、麻酔下で維持する。長期間の治療になるので、患者の体力、回復の見込みなどを考慮して適応を決める。「最後の手段」である。

ＩＣＵで呼吸を管理する場合は、患者を腹臥位（うつ伏せ：prone position）、側臥位、背臥位で試して、最も酸素交換に有効な姿勢で寝かせることが多い。腹臥位は、仰向けに比べて、背中側の肺が十分に広がり、血流もよくなり、酸素交換が向上することが、大規模ランダム研究でも実証されている。

第7章　医療逼迫はなぜ起こったか

疲れたる白鳥のごとコロナ禍の看護師たちが仮眠している　　小村　宏

運がいいなどと言われて入院し　　樺澤信雄

感染の波が来るたびに、新聞には「医療逼迫」「医療破壊」「自宅待機中の死亡」「救急車でたらい回し」などの見出しが並ぶ。自分が感染したら、あるいは家族の誰かが感染したら、ちゃんと病院で診てもらえるのだろうか。酸素ボンベもなく、点滴もできない自宅に放置されて、保健所に電話しても反応がなく、誰にも顧みられずに孤独死などということにならないだろうか。世界の模範と言われる国民皆保険の日本に住みながら、コロナが流行したくらいで、どうして医療逼迫になるのか。多くの人は理解できないのではなかろうか。

模範と言われながら、実は日本の医療制度は多くの問題を抱えている。そのような問題点が、コロナによってすべて明るみに出た。「医療逼迫はなぜ起こったか」という問題提起は、換言すれば「日本の医療の問題点は何か」という問いである。複雑に「ガラパゴス」化した医療制度を分析し、コロナ対策への処方箋を書いてみよう。まずは病院数、病床数、医師や看護師の数の分析から入ろう。

1　日本の病院と病床

日本の病院数

日本に病院はいくつあるのだろうか。どのような病院が多いのか。厚労省、日本医師会、OECDの資料を基に分析する。[1、2、3、4]

まず、病院と診療所（医院、クリニック）の違いから説明しておこう。

- 病院：病床数20床以上を病院という。
- 診療所：病床数19床以下を診療所（クリニック、医院）という。

2019年の厚労省調査によると、日本には8217の病院と10万2616の診療所がある。次に示すとおり、これらの医療機関は公的、民間に大きく分けられる。

・公的医療機関：国立大学、国立病院、県立病院、市立病院、日本赤十字病院、共済組合病院など。

・民間医療機関：医療法人、その他の法人、個人経営など。診療所のほとんどは私立である。

図７－１に、公的医療機関と民間医療機関それぞれの病院数を示した。８２１７の病院があるが、その81％は私立である。公的医療機関は19％に過ぎない。現在、コロナに対応している病院は公的医療機関が中心であるが、コロナ対策に取り組んでいる私立の病院、診療所があるのも確かである。大学病院では昭和大学病院、診療所では宇都宮のインターパーク倉持呼吸器内科医院などが、熱心にコロナ医療に取り組んでいる。[5]

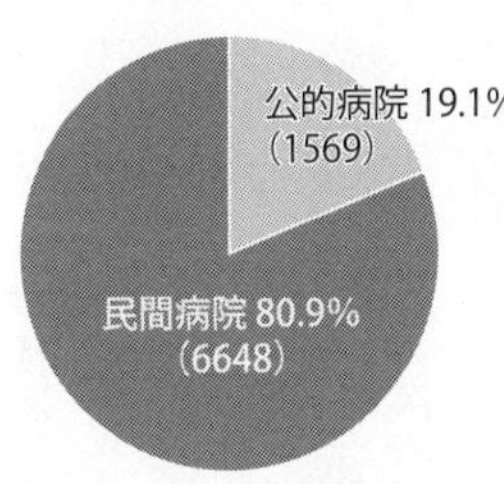

図7−1　公的／民間別の病院分布

カッコ内は病院実数。病院の81%は民間である。2019年の厚労省の調査より(4)

なぜ日本には私立の医療機関が多いのか

私立の医療機関が特に多いのが、アメリカと日本である。アメリカが市場原理を重視し、病院の３／４が民間経営、保険も民間が中心であるのに対して、ヨーロッパは公立の医療機関が大部分である。イギリスは、NHS（National Health Service：国民保険サービス）による国民皆保険制度のもと、すべての病院は公立だ。医師は公務員である。市民は家庭医に登録し、最初は家庭医にかかる。このため、ワクチン接種のときは極めて効率的に進んだが、一方では治療を受けるのに相当長い時間待たなければならないという問題がある。

日本に私立の医療機関が多いのはなぜだろうか。その原因は、1877年（明治10年）の西南の役までさかのぼる。西郷隆盛を盟主として起こった士族の武力反乱により、明治政府は戦費を捻出するために膨大な紙幣を発行、結果としてインフレーションが起こった。大蔵卿に就任した松方正義は、今度は極端なデフレ政策をとり、軍事費以外の支出を抑えた。1987年には勅令48号が出され、「府県立医学校ノ費用ハ明治21年（1888年）以降地方税ヲ以テ支弁スルコトヲ得ズ」となった。その結果、公立医学校が減少し、公立病院も223から96に激減した。それが今に続いているのだ。[6]

経済学者の宇沢弘文は、医療制度を「社会的共通資本」として、「政府はすべての市民が保険・医療に関わる基本的なサービスの供与を享受できるような制度を用意する責務を負う」と述べている。[7] 社会的共通資本である以上、たとえ私立の医療機関であっても、やたらと高額な診察費を請求できるわけではない。日本では、国民皆保険のもとに、国民は公的／

民間の区別なく医療にアクセスして、保険で保障された高いレベルの医療を受診し、保険で決められた安価な医療費を支払うことになる。その点で、日本の医療制度は非常に優れていると言える。

日本の病床数

次に、病院と診療所の病床数を見てみよう。

- 病院の病床数：１５４・７万床
- 診療所の病床数：９・５万床
- 合計：１６４・２万床

この合計病床数を人口１０００人あたりに直すと、13床／１０００人になる。後述するように、国際的に見た場合、日本は病床数は圧倒的に多い。

病床数を公的／民間別に見たのが図７－２である。病院数と同じように、私立が多く、71％を占めている。病院の開設、病床数の変更について、医療法には、次のように書いてある。

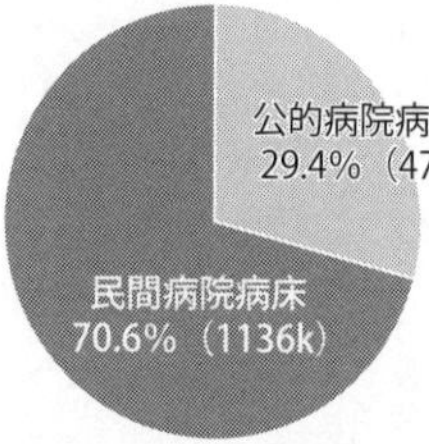

公的病院病床
29.4%（474k）
民間病院病床
70.6%（1136k）

図7−2　病床の公的／民間別の分布

病床の71%は民間である。2019年の厚労省の調査より(4)

都道府県知事は、医療計画の達成の推進のため、……病院の開設若しくは病院の病床数の増加若しくは病床の種別の変更……に関して勧告することができる。

（医療法第30条の11）

つまり、公的／民間の区別なく「勧告」することができる。「勧告」であるため、病院側はしたがう義務はない。

しかし、公的医療機関であれば、国、自治体が事実上の指示ができる。厚労省管轄下の病院に対しては、次のように書いてある。

公衆衛生上重大な危害が生じ、若しくは生じるおそれがある緊急の事態に対処するため必要があると認めるときは、（厚労大臣が）……必要な措置をとることを求めることができる。

（独立行政法人地域医療機能推進機構法第21条）

これらの法律に基づいて、政府と自治体はコロナ病床を増やそうとしているが、第5波当時の厚労省関係のコロナ病床は２６００床、つまり５％にすぎなかった。[8] もうひとつの問題は、規模の小さい病院が多いことである。19床以下、すなわち診療所が全施設の45％も占めている。コロナ患者の受け入れにはある程度の規模が必要であろう。２００床以上必要とすると、病院総数の17％、１４００病院しか残らない。そのうち、コロナ対応に協力してくれる病院はさらに少なくなるであろう。

80％の病床稼働率がないと赤字

私は、東大医科研教授だったときも、岐阜大学学長だったときも病院のマネジメントに関わっていた。感染症に伝統をもつ医科研病院は患者が少なく、１２０床に過ぎない病室も、２／３程度しか稼働していないことも珍しくなかった。その頃、文科省に呼び出されて、稼働率が低すぎると怒られたのを覚えている。岐阜大学は立派な病院を作ったが、その膨大な借金（５５７億円）は、法人化によって「返すのはお前だ」とばかりに押しつけられた。あるとき、私は日本経済新聞から法人化した大学病院経営についての執筆の機会を与えられた。「白い巨塔」から「白い廃墟」へというキャッチフレーズで、大学病院の窮状を訴えた。[9] 毎週開かれる病院の経営会議に出るようになり、そのときも稼働率が問題になった。稼働率、すなわちどれだけ空きベッドを少なくし、収入を上げるかが病院経営の基本である。

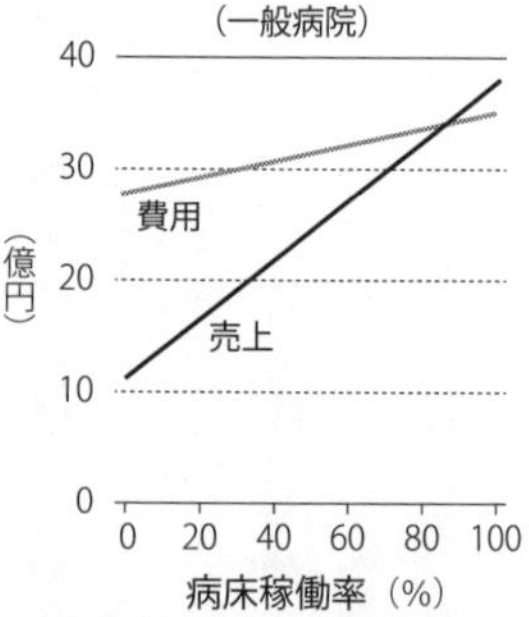

（一般病院）
40
30
費用
（億円）
20
売上
10
0
0 20 40 60 80 100
病床稼働率（%）

図7−3　稼働率と病院の経費、医療収入の関係模式図

病院経営には、80%以上の稼働率が必要である。小松大介『病院経営の教科書』より引用(10)

稼働率と病院の経営を模式的に示したのが、図7−3である。[10] 病院の経費、病院収入共に病床数にしたがって増えるが、稼働率80%を超えたところで収入が経費を上回る。病院を経営的に維持するためには、稼働率をできるだけ高くすることが必要だ。そうは言っても、90%以上にキープするためには、午前中に退院（あるいは死亡）したら、午後にはそのベッドに新しい患者を受け入れるくらいでなければならない。さらに科を超えて、眼科病棟に空きができたら、大腸がんの手術予定者を入れるくらいの調整が必要になる。しかし、そのようなことをしていると、医師、看護師が多忙になり、医療事故を起こしかねない。それに、大学病院の場合は大事な研究力が落ち、単なる大きな病院になってしまう。そのこともあり、学長の立場からは、稼働率は80%の後半を超える必要はないと言ってきた。

要するに、どの病院も病床をフルに使って経営しているのだ。そこにコロナ患者を入院させるのは、たとえて言えば、新幹線から座っているお客を追い出して、途中から乗車してきたコロナ患者のために席を空けろ、と言うようなものである。そんな無理を言い続けてきた

2年間であった。

2　国際的に見た日本の医療

日本の病床数は世界で一番多い

医療逼迫はなぜ起こったのか。このテーマに迫った解説記事のほとんどは、「日本は世界でも病床数が一番多いにもかかわらず、なぜ」という文章で始まる。本当かどうか、OECDの報告書を見てみよう。[3] 日本の病床数をG7で比較すると、先述のように、人口1000人あたり13床に達する（図7-4A）。実際に、コロナ患者が入院する急性期病床で比較しても、一番多いことに変わりはない（図7-4B）。

日本の精神科医療と救急医療

日本の特殊な病院事情のひとつが精神科病院である。[11] 日本の精神科病院の病床数は、他の国よりもずば抜けて多い。その数は約33万床で、全病床のおよそ2割を占める。病院の8割（病床でいえば9割）が民間経営である。もっと驚くのは、患者の在院日数が平均285日と長いことだ（2014年のデータ）。これは、ドイツ（24・2日）、フランス（5・8日）と比べると12〜50倍である。日本に精神疾患が多いわけではなく、隔離主義および「多くの患者を長く入院させる」という病院の経営方針によるものである。

救急医療に関しても、日本はかなり特殊である。コラム7－1で紹介するように、アメリカの病院は、連邦政府の法律により、救急患者を断ることができないし、救急病床は常に用意しておかねばならない[12]。このため、COVID患者が増えても、救急医療の「たらい回し」のようなことは、オミクロン流行時を除き、起こらなかったという。日本でも、神戸市立医療センター中央市民病院のように、救命救急医療に力を入れている病院はあるのだが、ほとんどの病院には救急医療に余裕がない。

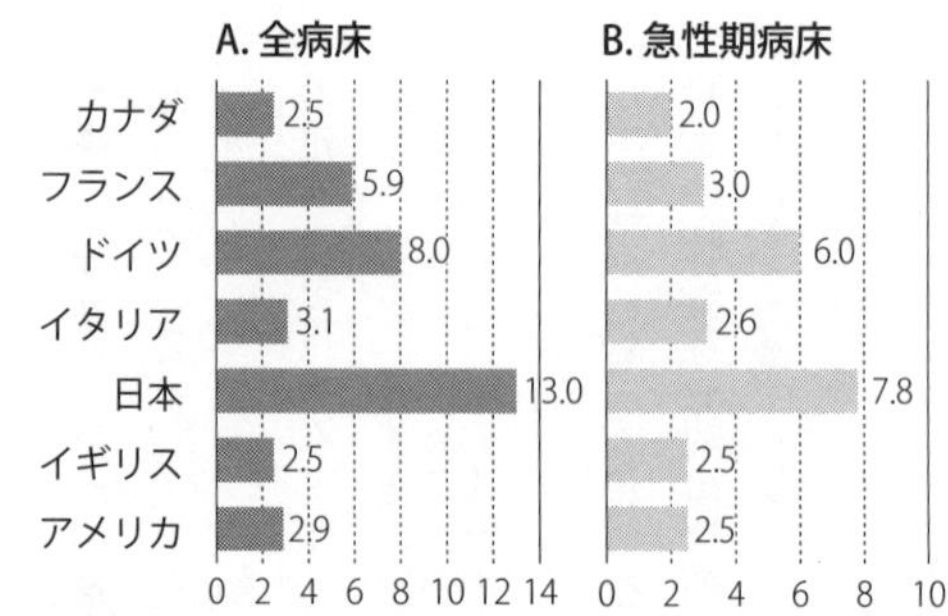

図7－4　G7の人口1000人あたりの全病床数（A）と急性期病床数（B）

OECDの2017－2019年のデータによる。日本は、全病床数では圧倒的に多いが、急性期のみで比較すると差は大分縮まる。イギリスには急性期の分類がないので、Bには全病床数を示した(4)（著者原図）

日本の医師数、看護師数

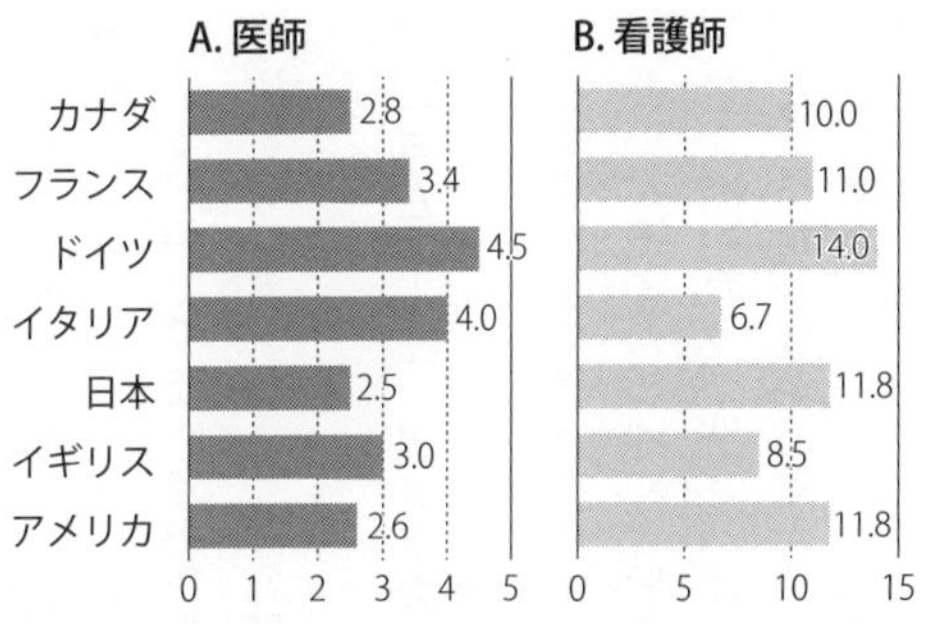

図7−5　G7の人口1000人あたりの医師数（A）と看護師数（B）

OECD の2017−2019年のデータによる。日本は医師数が７カ国中で一番少ないが、看護師数は、ドイツに次いで多く、アメリカと同じである。なお、医師は臨床医（physician）、看護師は実働中の数を示す（著者原図）

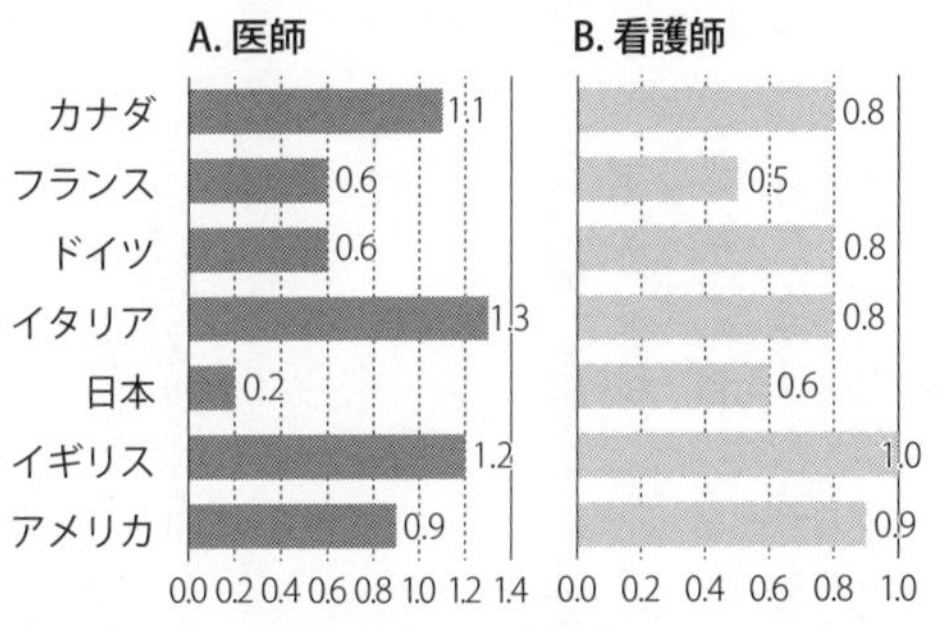

図7−6　G7の１病床あたりの医師数（A）と看護師数（B）

OECD の2017−2019年のデータによる。日本は医師数が極端に少ないことが分かる。一方、日本の看護師数は多くはないが、他国と大きな差はない（著者原図）

医師、看護師の数はどうだろうか。図７－５に示すように、人口１０００人あたりの日本の医師数は７カ国中一番少ないが、看護師数は比較的多い。さらに、図７－４Ａと図７－５のデータを基に、１病床あたりの医師、看護師数を計算すると、日本の医師数は、Ｇ７のなかでは圧倒的に少ない(図7-6A)。カナダ、イタリア、イギリス、アメリカの1/5に過ぎない。ドイツ、フランスと比べても1/3程度である。看護師数(図7-6B)も、日本は7カ国中、少ない方から2番目である。これでは、平時の場合は何とかやっていけたにしても、パンデミックの非常時では、医師、看護師不足になっても不思議ではない。

[コラム7-1] アメリカの緊急医療

市場原理のアメリカでも、連邦政府の法律により、緊急患者を病院が断ることはできない。そのために、平時の病床数を減らしても、救急に備えなければならない。[12] 救急患者を断ったり、空き病床に不正があったりすると、診療報酬がカットされる。このような厳格な制度があるので、アメリカでは、コロナ患者を受け入れても、一般の患者診療に影響が出るような「医療逼迫」は起こらないはずであったが、2021年末のオミクロン株大流行のときは、さすがに多くの病院で医療逼迫が起きてしまった。ちなみに、テキサス在住の木口薫テキサス大前教授によると、高齢者保険機構が病院に支払う肺炎の一括治療費は、日本と比べると驚くほどの高額であり、概ね次のようになるという(2020年)。

- 普通の肺炎：5000ドル（62・5万円）
- コロナ肺炎：1万3000ドル（162・5万円）
- コロナ肺炎（呼吸器使用）：3万9000ドル（487・5万円）

救急車は有料である。料金は基本料金＋走行距離＋治療費＋夜間料金で計算される。保険でカバーされる金額を差し引いた後に自分で支払う金額は、高い掛け金の保険に加入していても、基本料金だけで500〜1000ドル（6・3〜12・5万円）はかかる。G7のほかの国、たとえば中国などは有料である。日本のように、救急車が無料なのは少数派である[13]（アメリカに行くときは保険に必ず入っておくように。それでも、救急車を呼ぶのは慎重に）。

3　コロナ専用病院が必要

自治体は医療施設を建てられる

政府は、2020年3月に「新型インフルエンザ等対策特別措置法」にCOVIDを加えた。この法律によって、医療法でさまざまな条件が課せられている医療施設は、地方自治体の長が判断すれば開設することができるようになった。同法の第32条には、次のように記載されている。

都道府県知事は、当該都道府県の区域内において病院その他の医療機関が不足し、医療の提供に支障が生ずると認める場合には、その都道府県行動計画で定めるところにより、……「臨時の医療施設」において医療を提供しなければならない。

（「新型インフルエンザ等対策特別措置法」第32条）

「提供することができる」ではなく「提供しなければならない」という強い表現をしている。先ほどの新幹線のたとえでいえば、臨時客車を増結する、あるいは臨時列車を出さねばならないことになる。この特措法により、とりあえずホテルなどの宿泊施設を感染者の宿泊施設として借り上げられるようになった。

90％以上が入院できない

実際、感染者はどこに収容されたのであろうか。東京都の第1波から第6波までの感染者の収容先を調べたところ、たとえば第５波においては、入院できたのはわずか８・２％に過ぎなかった[14]（図７－７）。入院できなかった90％以上の感染者は、ホテル（法律で言うところの「臨時の医療施設」）に入れたらいい方で（４・５％）、半分以上（55％）は「自宅」に留まらざるを得なかった。さらに、どこにも行き先が見つからないまま、「調整中」となっている人が全体の31％もいた。

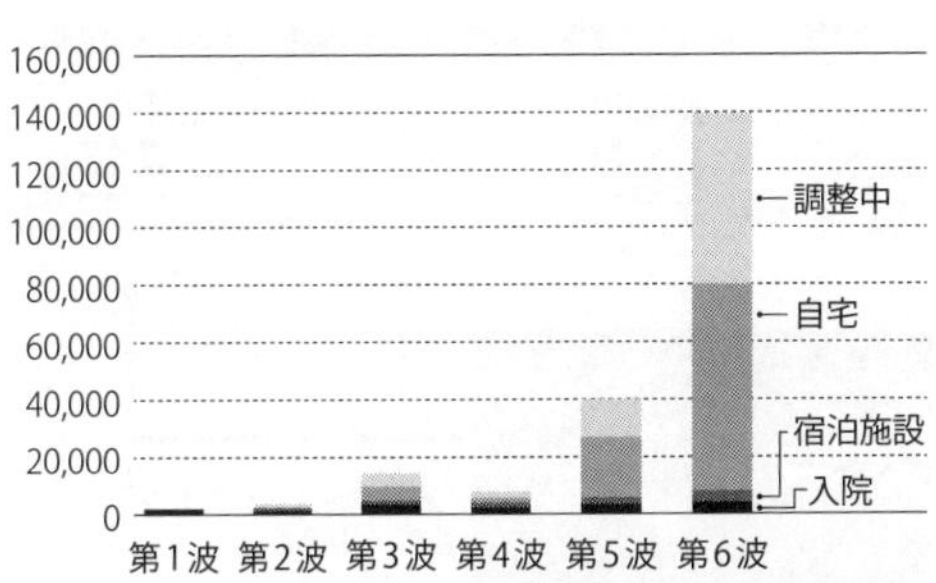

図7-7　東京都の第１波から第６波までの感染者収容先分布

それぞれの波のピーク時の収容先を東京都のデータベースから調べた(14)（著者原図）

東京都の病床数は、第３波から第５波までは３２００床以上に増えなかったが、第６波になって、やっと入院３７２０床、宿泊療養も４０００床に増えた。しかし、需要を大きく下回っていることに変わりはなく、あぶれた感染者は「自宅」か「調整中」に回されている。第６波では、自宅療養者が７万３０００人にのぼった。

コロナ専用「野戦病院」が必要

自治体も、入院先を作るために一生懸命だったのは

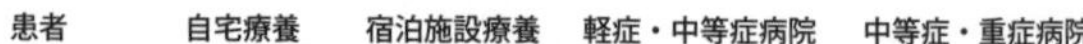
患者
自宅療養
宿泊施設療養
軽症・中等症病院
中等症・重症病院

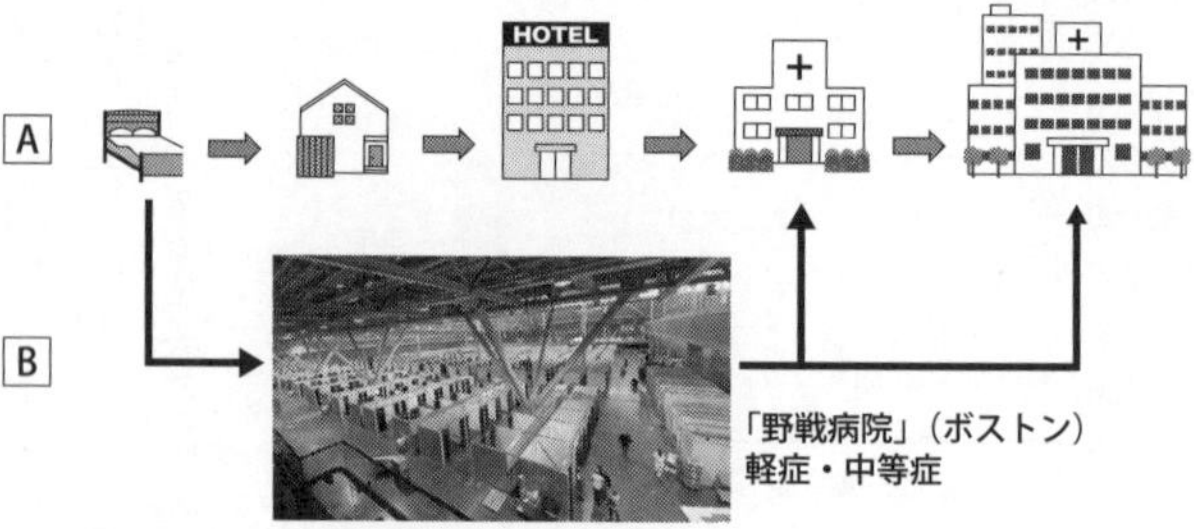

図7−8　コロナ患者の診療システム
A：「野戦病院」がないため、自宅療養、宿泊施設療養に依存
B：「野戦病院」があれば、感染者は医療者の管理下で治療を受けられる
（著者原図、写真：Boston Hope Medical Center）

確かだ。担当者は、病院に受け入れ病床を作るよう（強引に）要請する。病院は工面して、いくつかの病床を回す。しかし、650近くの病院をもつ東京都でさえ、コロナ病床の確保は難しい。東京都の入院者数が3700以上に増えていないことからも分かる。

どうすればよいか。有効な解決法のひとつは、軽症、中等症Iまでのコロナ専用の「病院」を作り、これまで自宅、宿泊施設で療養していたような軽い症状（無症状、軽症、中等症I）の感染者を収容できるようにすることだ。このような施設であれば、少ない医師、看護師で能率よく患者を見守ることができるし、酸素投与も、抗体カクテルや内服薬の投与もできる。何よりも、患者と家族は安心できるし、重症化したときにすぐに対応できる。

外国では、パンデミックの当初から、近い将来の危機を予測して病院を作っている。中国は、2020年2月、突貫工事で武漢に1000床と1600床の2つの病院（火神山医院、雷神山医院）をわずか10日間で作った。イギリスのNHSは、ロンドン郊外のコンベンションセンターを改築して、5000床まで可能なナイチンゲール病院を建て、2020年4月に500床で運営を開始した。ボストンでは、コンベンションセンターに「ボストンの希望（Boston Hope）メディカルセンター」を2020年4月に開所した（図7-8Bの写真）。1000床の半分はホームレスを、半分は軽症患者を収容するという。加えて、250床のCOVID治療センターを開設した。

第5波の最中、2021年8月に日本医師会の中川俊男会長から、展示会場などを臨時の病棟にする案が提示された。それを受けて、菅首相（当時）の「いわゆる『野戦病院』を作るべき」という発言があり、この名前が急速に使われるようになった。意味するところは「コロナ臨時病棟」であるが、ここではあえて、分かりやすい「野戦病院」という表現を使うことにする。

このようにして、「野戦病院」の必要性がかなり共有されるに至った。上記の「特別措置法」により、日本でも「野戦病院」を作ろうと思えば作れるようになった。しかし、国は積極的でなく、自治体に任せた。最初に作ったのは、大阪府と福井県であった。大阪府は、1000床の「野戦病院」を作る方針を明らかにした。福井県は、体育館に病床100床を設

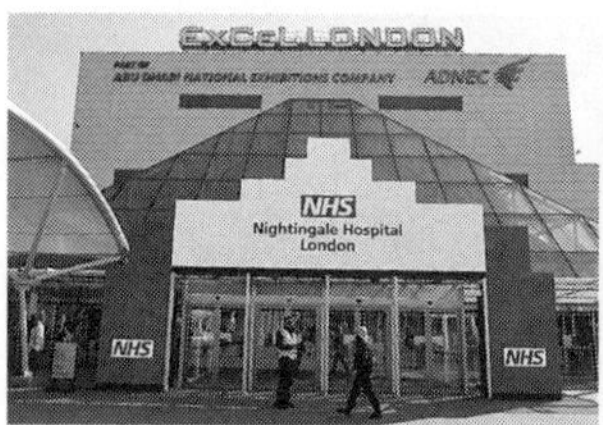

ロンドン　ナイチンゲール病院

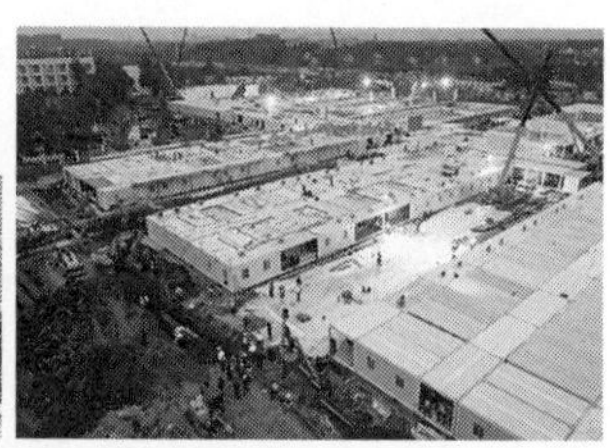
武漢　雷神山病院

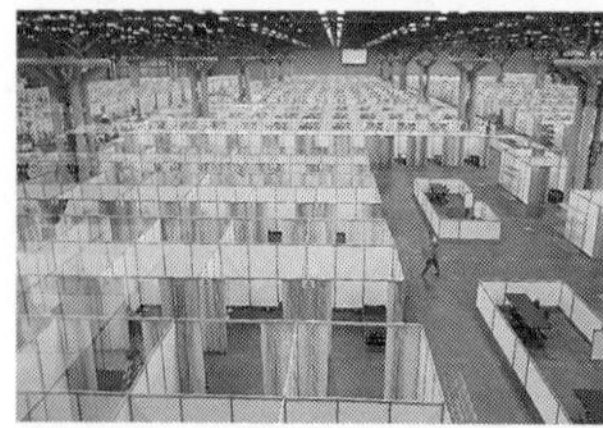
ニューヨーク　ジェイコブ・ジャヴィッツ・コンベンション・センター

スペイン　イフェマ見本市センター

図7-9　ロンドン、武漢、ニューヨーク、スペインのコロナ臨時病棟
いずれも、パンデミックの初期（2020年３月頃）に作られている。日本で小規模の「野戦病院」が作られたのは、それから１年半ほど経った2021年の半ばから終わり頃である

置した。以降、プレハブなどの臨時の医療施設が地方自治体によって進められ、２０２１年末で31都道府県に57施設が設けられた。[15]さらに、全国知事会の申し入れにより、これまで原則認められていなかった医療現場への日雇い型看護師派遣も認められるようになった。

　東京都医師会の尾崎治夫会長は、小池百合子都知事に「野戦病院」を提案した。具体的な場所としては、調布市の「味の素スタジアム」と「武蔵野の森総合スポーツプラザ」を挙げた。しかし、小池知事は「場所はあなたにいわれることでなく、私たちが決めること」と素っ気なかったという。さらに「人材は医師会が保障する」という提案を無視して「要は箱ではなく、人だということです」とも言ったという。[16]

その代わり都が作ったのは、搬送先が見つからない患者のための「酸素ステーション」であった。渋谷に１３０床、ほかに都立病院などにも設けた。しかし、ガス欠の車であれば、ガソリンを補給したらすぐに動けるが、肺（つまりエンジン）の酸素交換機能が落ちている肺炎の患者に、酸素を一時的に与えても、その場しのぎに過ぎないのは、医師でなくとも誰の目にも明らかなはずだ。

「野戦病院」は、毎年のように多発している自然災害の際の臨時施設としても使えるであろう。地方自治体は、自然災害（ＣＯＶＩＤもある種の自然災害である）に備えて「野戦施設」を作ってほしいと思う。

医療スタッフが集まるか

小池都知事は、野戦病院を作っても、医師や看護師などの医療スタッフが集まるかが問題であると指摘した。都医師会の尾崎会長が保障してくれたように、医師会の支援があれば一番よい。しかし、医師会の主な会員は、地区の開業医（診療所）である。言ってみれば、社長と従業員数名の零細企業である。社長が簡単に野戦病院に「出征」してくれるとは思えない。

となると、非常時の「自衛隊頼み」にならざるを得ない。ダイヤモンド・プリンセス号のとき、感染者を出さずに対応したのは、自衛隊病院の医師、看護師であった。自衛隊にはワクチン接種でも非常に助けてもらっている。しかし、考えてみると、体力もあり、感染症対策もしっかりしている自衛隊の医師、看護師にワクチン接種をお願いするのはもったいなさ過ぎる。野戦病院こそ、自衛隊の出番であろう（何しろ「野戦」なのだ）。そこに医師会、勤務医も参加するスキームで運営するのが一番よいと思う。

コロナ病院間のネットワーク

「野戦病院」の感染者の病状が進行し、肺炎の症状が見え始めたら、中等症Ⅱ対応病院あるいは重症対応病院に患者を移して治療を徹底する（図7－8B）。東京都の都立府中病院、荏原病院などがこれに相当する。大阪府は、大阪市立十三（じゅうそう）市民病院、阪和第二病院、住吉総合病院の3病院をコロナ病院とした。さらに重症化したら、エクモなどの呼吸管理のできる病院に患者を移す。治ったら、普通の病室に戻し、リハビリをする。このように病床を回しながら、限られた医療資源を効率的かつ有効に使う必要がある。

一般病院をコロナ用に転換すると、流行の波の間ではコロナ用の病床が空くことになる。しかし、空いているときも、病床をコロナ用に確保しておかねばならない。そこで、空き病床を保障するために病院にお金を支払うことになる。空き病床保障の1日あたり単価は、ＩＣＵ43・6万円、中等症用高度治療室21・1万円、その他の病室7・4万円であるという。２０２０年度は、空き病床保障だけで1兆１４２４億円になった。[17] 1病院あたりに、コロナ関連補助金が平均2億３７００万円支払われたことになる。病院にとっては、コロナ患者の受診控えを補う「収入」になった。しかし空き病床を確保することは、一般の患者を追い出すことになる。これだけの予算があれば、野戦病院がいくつも建てられるはずである。予算はもっと有効に使うべきではないか。国民の税金なのだ。

患者はコロナだけではない

医療逼迫で病院に入れないのは、コロナ患者だけではない。何らかの病気で病院にかかっている大多数の患者にも影響が及ぶ。特に大きな問題となるのは、重篤な症状で救急対応が必要な患者である。心筋梗塞、脳梗塞、大動脈解離のような一刻を争うような病気に対しても、病室が空いていなければ入院治療ができない。ＩＣＵが空いていなければ、手術ができない。コロナ禍では、怪我をしても、事故に遭っても、救急車は来てくれない上、病院で手術してもらえないリスクが高まることになる。実際、がん患者の手術延長は多くの病院で起こっている。

コロナだけが病気ではない。軽い症状、重篤化の危険のないコロナ患者よりも、優先しなければならない患者がたくさんいることを忘れてはならない。そのための治療と病室を確保しておくべきであろう。

4 疲弊する医療現場

医師不足、看護師不足

図7－6に示したように、日本はG7のなかで病床あたりの医師数が一番少ない。看護師数の少なさは、医師ほどではないが、多くはない。コロナ病棟は、仕事の厳しさもあって、特に看護師の離職が多い。小池都知事が言ったように、コロナ病室を作っても、医師、看護師が集まらない可能性がある。

コロナ禍では、コロナ担当の医師、看護師だけの勤務状況が厳しくなっているわけではない。コロナ病棟を維持するため、外科や検査部などから医師や看護師を回さなければならなくなる。さらに、玉突き的に医師や看護師の移動が起こる。そのため、自分の専門外のところで働くストレスを抱え、やめる人が出てくる。こうして、ＣＯＶＩＤは病院全体をかき回すことになる。

コロナ病院医師の日誌から

荏原病院（正式には「公益財団法人東京都保健医療公社荏原病院」）は、エボラ出血熱にも備えた感染症専用の病室をもっている。東京都から新型コロナ専門病院に指定された２０２０年11月以来、一般診療を制限して、コロナの診療に当たってきた。第５波のときは延べ９９６人の入院患者を受け入れた。コロナ診療の最前線で奮闘する大森亨呼吸器内科部長に、その経験を日誌風にまとめてもらった。なお、日付から患者が特定されることを避けるため、「８月中旬のある日」のような書き方にした。まずは第５波（デルタ株）である。

・２０２１年７月初旬のある日

６月末より、ＣＯＶＩＤ肺炎の入院患者が増加してきた。ＩＣＵと３病棟をＣＯＶＩＤ専用の病棟として運用しているが、入院患者は80人以上になった。東京都では再び９００人以上の患者が発生しており、朝の全体ミーティングでは、一般病棟を閉鎖しＣＯＶＩＤ専用病棟を増やして対応する方針との説明がある。その後のブリーフィングでは、各病棟担当から注意すべき患者の状態が示され、ＣＯＶＩＤチームの医師、看護師全員が状況を把握する。その日の病床利用の状態は担当看護師がすべて把握しており、患者の重症度に応じてその場で各病棟に振り分けることができる。これまで、４回のＣＯＶＩＤの流行を経験している病院ならではの効率的なシステムである。

・２０２１年７月中旬のある日

一家全員がＣＯＶＩＤに感染してしまうケースが増えている。本日は４人部屋に30代の母親と３歳、５歳の子供が入院。４人家族の父親は、すでに別の病院に入院しているそうだ。子供は元気に病室内を走り回っているが、その横で母親はぐったりしている。リザーバーマスク毎分10Ｌの酸素投与を行ってもぎりぎりの状態で、母親が重症病棟に転棟する場合、子供は連れていけないので、どうするかという問題になった。幸い明日は父親が退院することが分かり、退院直後の父親に子供を引き取ってもらうことに決まる。

・２０２１年７月下旬のある日

オリンピックの最中に東京都のＣＯＶＩＤ感染者数は３０００人を超えた。昨日からＣＯＶＩＤ専門病棟をＩＣＵ＋５病棟に拡張して運用。東京都調整本部や保健所からは、引っ切りなしに入院の問い合わせの電話がかかってきており、電話当番の医師や当直医は対応に全く休む暇がない。横で聞いているだけで、かけてくる側も受ける側も必死なのが伝わってくる。救急搬送された50代の患者は、救急車が自宅に到着した時点で酸素投与の必要はなかったが、搬送中に血中酸素濃度が急速に低下し、来院時には毎分5Lの酸素が必要になっていた。直ちに重症病棟に入院。ネーザルハイフローを装着し、3点セット（ステロイド、レムデシビル、ヘパリン）の投与を開始する。

・2021年8月初旬のある日
入院は160人を超え、ICU満床は常態化している。呼吸補助装置（ネーザルハイフロー、人工呼吸器）は自転車操業、フル回転で使用。このままでは逼迫すると恐れていたが、ついに人工呼吸器が不足した。昨日のブリーフィングで、1台しか残っていない人工呼吸器を、重症度が同じ2人の患者のどちらにつけるか議論になった。この先、どちらの方が危険な状態になるかではなく、両者とも今の状態がすでに危険なので、選択の決め手は何も見つからない。他の病院を探そうにも、どこも同じように逼迫しており、転院先も見つからない。COVIDチーム全体に重い空気が流れた。幸い昭和大学病院が、病床を調整してひとりの患者を受け入れてくれることになり、ぎりぎりでなんとか事なきを得た。

本日のブリーフィングでは、今後このような事態は絶対に避けなければならず、入院患者数を制限せざるを得ないという結論になった。

・2021年8月中旬のある日

国内の感染者数は増え続けており、以前に増して入院依頼も続いているが、受け入れ患者を絞った結果、入院は100人程度まで減っている。仕方のない措置ではあるが、医療人として病院の外に患者が溢れているのを見ているのは辛い。本日のミーティングで、黒井克昌病院長から、「都内の状況に鑑みて、これ以上入院制限をかけているわけにはいかない。私が責任を持つから、もっと患者を受け入れましょう」と話があった。病院スタッフは全員同じ気持ちであり、再び気合が入った。入院しても呼吸補助装置をつけられない可能性があることを了承するという条件付きで、入院受け入れ数を増やすことが決まった。

・2021年8月下旬のある日

COVIDで重症肺炎から回復し、退院間際であった患者が大量の喀血をきたした。内視鏡で覗くと、すでに出血は止まっていたが、ひとつの気管支血管からの出血であることが確認できた。直ちに挿管し人工呼吸器を装着する。全身CTで確認したところ、下肢の静脈に大きな血栓があった。喀血は、ここから剝がれてきた血栓が詰まって血管が破裂したと考えられる。入院時から抗凝固剤のヘパリンを使い続けていたにもかかわらず、このような血栓症が起こってしまうことに驚く。新型コロナは重症肺炎だけでなく、重篤な血栓症をきたす怖い病気であることを再認識する。

――12月から第６波（オミクロン株）に入る。

•２０２１年12月下旬のある日

昨年10月からうそのように静まっていたＣＯＶＩＤが、再度動き出している。オミクロン株が大流行しているアフリカやヨーロッパからの帰国者に新型コロナ患者が発生し、成田空港、羽田空港の待機施設からの入院が続いている。全員が２回のワクチン接種を済ませていたが、機内もしくは待機中に発熱等の症状が出て、ＰＣＲ陽性が確認された。オミクロン株に感染しているかどうかはゲノム解析の結果を待たなければならないが、なかなか結果が出てこない。新しい事態に、患者情報の処理が追い付いていないようだ。入院患者は総じて軽症だが、オミクロン株であった場合、２日連続でＰＣＲ検査の陰性が確認されるまで退院できない。旅先からいきなり入院させられ、何時まで入院するのか、先行きが見えないことが患者のストレスになっている。

・2022年1月下旬のある日

オミクロン株の流行が止まらない。第5波までの流行を見下ろすように患者が急増しており、1日当たりの患者数は8万5000人だそうだ。先週30人程度だった入院患者も、1週間もたたないうちに100人を超え、以前のように一般病床を縮小して対応している。当初厳格だったオミクロン株感染者の退院基準はすでに緩和され、条件を満たせばPCRで陰性を確認しなくても退院できるようになった。軽症者は数日で退院できるので、入退院の出入りが激しい。重症者はデルタ株に比べれば少ないが、入院患者の増加に伴って中等症、重症も増えており、今回は70歳以上の高齢者が圧倒的に多い。持病がある人や、介護が必要な人が多く、新型コロナ以外の対応にも手が取られる。

・2022年2月初旬のある日

本日のミーティングでは、同居する家族が感染し、濃厚接触で自宅待機しなければならない病院スタッフが増えていることが報告された。特に学校に通う子供を抱えている人は、感染のリスクを避けようがない。スタッフの減員は、病院の機能を損なうことに直結するため、簡易検査で陰性を確認するという条件付きで、医療関係者は自宅待機日数が7日間から5日間に減免されたそうだ。あまりありがたい話ではない。人員が減った場合にどう対応するのか、各部署でシミュレーションしておくように、との話があった。

・2022年2月初旬のある日

入院患者のうち、酸素の投与を必要とする中等症Ⅱ以上が2割を超えた。オミクロン株は症状が軽いと言われているが、肺炎が悪化する過程はこれまでと大差ない。前日までは軽い咳と発熱程度の症状しかなかった患者が、突然悪化して大量の酸素が必要になる。ネーザルハイフローを導入した患者もいる。肺炎が器質化して、高熱が2週間以上持続することもある。CT画像も、特徴的なドーム状のすりガラス陰影が見られ、デルタ株以前の肺炎と見分けはつかない。軽症者では、咽頭痛、咳嗽(がいそう)などの風邪様症状が主で、この点はこれまでと若干異なるが、肺炎になってしまえば、オミクロン株も新型コロナウイルスであることに変わりはない。

［コラム7－2］ 看護師の証言

医師と同じく、看護師もコロナ医療の最前線で戦っている。看護師は、患者に寄り添い、患者と共に悩み、患者から最も信頼される存在である。看護師もまた悩み、我慢し、ボーナスをカットされながらも、看護師の使命に誇りをもっている。

自身もコロナ医療の最前線で診療に当たる、呼吸器内科医の倉原優（国立病院機構近畿中央病院）は、コロナ禍の記憶を残しておくために、120人の看護師にヒアリングを行い、彼女ら／彼らの日常となった「レッドゾーン」の仕事と、個人的な思いを聞き出し、本にまとめた。[18] 以下は、その本文からの抜粋である。コロナの現実に触れてほしい。

- 保育所に子供を迎えに行ったら、「敷地の外で待っていてください」と言われ、子供に話を聞くと保育中自分ひとりだけが隔離されていたそうです。さすがに腹が立ってその保育園はやめました。

（奈良県、19年目看護師）

- 4時間ぐらいレッドゾーンに入りっぱなしになるんですが、先輩はオムツをつけて入っていました。私は我慢する派でした。しんどいのは、のどが渇いたとき、すぐに補給できないところですね。休憩中に飲み忘れて、レッドゾーンに入ってしまったと言うこともありました。

（東京都、11年目看護師）

・エンゼルケアしているとき、枕頭台の引き出しから小学生くらいの男の子の写真が出てきて、ああ、こんな可愛いお孫さんがいるんだって知りました。患者さんのお見送りのとき、とても豪華な棺桶に入っていらっしゃったんです。奥さんが、「夫は家具職人だから桐の棺桶にしようと思って」とおっしゃっていて、生前の患者さんのことを私たちは何も知らなかったんだなぁと思って、涙が出てきました。

（大阪府、11年目看護婦）

・後輩の看護師は同棲を解消して、新婚の集中治療医は妻と子供を里帰りさせて、結婚を考えていた同期の看護師は結婚を遅らせて、妊活をしていた先輩の看護師は今年の妊娠をあきらめました。

（東京都、14年目看護師）

・満床になるまでは忙しいのですが、満床になってしまえば入院要請は来ませんので、夜は静かです。モニターと人工呼吸器の音が（聞こえる）静寂の中、ＰＰＥ（防御服）を着て座っていると、異世界に来たような感覚になります。

（東京都、11年目看護師）

・患者さん、入院した時点でもうヘトヘトになっているんですよ。「よかった。やっと入院できた」と喜んだ人もいたんですが、その翌日にはもう亡くなってしまっていて、私たちも申し送りのたびに「えっ、あの人が!?」と言うことが多くて、……精神的についていけませんでした。

（大阪府、5年目看護師）

5　医療逼迫解決のための処方箋

日本の国民皆保険制度は、すべての人に平等であり、医療費も低く抑えられている。救急車も無料。安心して、医療を受けられる優れた制度である。しかし、超高齢化社会による医療費の上昇と経済の停滞による財政の圧迫のもと、医療制度の基盤は脆弱になりつつある。さらに、医療資源に余裕がなく、かろうじて危ういバランスを保っているに過ぎない。

そこに侵入してきたＣＯＶＩＤは、瞬く間に日本を医療逼迫に追い込んだ。その意味で、医療逼迫は、日本の抱えている医療の問題そのものとも言える。別の言い方をすれば、小手先の対策では対処できないような深い根っこがはりめぐらされていると言ってもよいだろう。この章の最後に、医療逼迫の背景と解決策を整理してみよう。

医療資源の不足と偏り

医療逼迫とは、つまるところ医療資源の不足と偏りにほかならない。日本のケースでは、次のような要因が背景にある。

- 病院が非常に多く、したがって病床数も多いが、その割に医師が非常に少ない。
- 病院は病床を80％以上埋めないと赤字になる。このため、病床に常に余裕がない。
- 緊急用の空き病床が確保されていないため、コロナ患者が入るとコロナ以外の診療に支障が出る。
- 私立医療機関の病院が非常に多い（81％）。行政は私立医療機関に対しては、コロナ病床を増やすよう「勧告」できるが、「命令」はできない。

医療資源の不足を補うためには、「救急病床」の補充が必要である。第５波のとき、入院できたのは8・2％に過ぎなかった。このため、自宅療養、借り上げホテル宿泊療養者、収容先調整中が90％を超え、自宅療養中の死亡者も出た。入院病床は第3波から第5波まで増えず、自治体が軽症、中等症Ⅰ用の「野戦病院」を完成させることもなかった。

それでも、自治体は既存の病院にコロナ病床を空けるように強く迫った。このため、一般の患者の診療にも支障が出てしまった。しかし、既存病院をコロナ病院に転換するために払った多大な労力にもかかわらず、医療逼迫の解決はいまだ遠い。「野戦病院」のような臨時施設も、2021年後半には多くの自治体が作ったが、規模は小さい。

問題のひとつは、軽症者→中等症→重症者→回復者の流れに沿った病院間ネットワークができていないことである。単に寄せ集めただけでは、医療機関を有効にフルに活用することはできない。国も専門家もこの問題に対して正面から向き合おうとせず、消極的な姿勢のままだ。

コロナ・救急・医療政策

では、どうすればよいのだろうか。まずコロナ対策としては、次の4点が求められる。

•「野戦病院」を作って、軽症、中等症Ⅰのコロナ感染者を受け入れる。「野戦病院」は自衛隊の医師、看護師が中心となって運営し、自然災害の避難所としても使えるようにする。そこに医師会、勤務医の応援が入る。

- コロナ医療施設間の治療ネットワークを作る。
- ＰＣＲ検査、抗原検査を含めた医療資材の国内生産体制を確立し、供給を充実する。
- ワクチンを国内生産できるようにする。

コロナ以外の救急患者（循環器系疾患、外傷など）の命を守ることも大事である。そのための原則も、付け加えておこう。

- 救急医療施設（ＩＣＵ、三次救急病院など）に一定数の病床を確保する。
- 救急車は、生命の危険度に応じて優先順位をつけた上で運用する。大動脈解離、脳梗塞のような患者は最優先で治療ができるようにする。コロナ患者であっても、生命に危険がなければ、後回しにしてよいとする。

より根本的には、次のような対策が必要である。

- 医師、看護師を増やし、病院と病床数を適正規模に抑え、より集中的に、かつ余裕をもって治療ができるようにする。
- 緊急病床を拡充し、常に一定数を確保する。
- 救急車の運用を生命の危険度で優先順位をつける。生命の危険度が低い利用は断る。
- パンデミックに備えた医療体制をどのようにして作るか、基本から考えなおす。

終章　コロナ禍の終わりに向けて

いつ終わるコロナの世かとうつつなく仰ぐ空かあっ初つばめ　松村幸一
心から笑える春を待ちにけり　松尾筆子

パオロ・ジョルダーノが言うように、ひとりひとりを点として、そのつながりを線で結ぶと、日本だけでもただ真っ黒に塗られた1枚の紙になってしまうだろう。[1] その黒い色のなかに隠れていた線の上をウイルスは走り、静かに、そしてどこまでも感染を広げていく。後ろに残るのは、感染者と屍だ。

人々は、すぐそばにいるかもしれない見えないウイルスを避け、行動を控え、友人とも会えず、楽しみをあきらめ、この2年間、ただひたすら自粛してきた。しかし、我慢もそろそろ限界である。それに、ウイルスにも変調が見えてきた。もしかすると、いまはコロナの「終わりの始まり」なのかもしれない。そろそろ、「終わり」に向けて準備をしておいた方がよいだろう。
この章では、最初にこれからのゆくえを占う3つのシナリオについて分析し、さらに、「終わり」が近いにしても、今後のパンデミックに対応するために、これまでのコロナ対応から教訓を学びたいと思う。

1 終わりの始まり

われわれは、一度もコロナに対して勝利を収めていない。敵も然る者、波状攻撃のたびに、姿を変えてやってくる。特に、第6波のウイルスなどは、我が軍の総指揮官と似かよった名前に変えてきた。われわれも、ワクチンという強力な武器を手に入れたのだが、相手はそれをすり抜ける術を見つけている。

コロナ感染の今後を決めるファクターは決して単純ではない。少なく見ても、次の7つのファクターがある。その上、それぞれには次のカッコ内に示したような問題がある。

- ウイルス（変異、感染力、病原性、抗原性、ゲノム修復）
- ワクチン（普及、有効性、持続性、有害事象）

・個人の身体状況（年齢、基礎疾患、免疫状況）
・薬（有効性、抵抗性）
・検査（普及、感度）
・政策（厳格さ、信頼性、経済との妥協程度、科学に対する忠実度）
・個人行動（行動変容）

これまでの波から分かったこと

複雑に入り組んだファクターを分析し、これからのゆくえを探るなど、不可能のように思えてくる。しかし、第6波までの経過を振り返ると、ひとつの方向が見えてくるのではなかろうか。

①第1波から第6波まで、同じ変異ウイルスが繰り返されることはなかった（図1－1、1－2）。
②新しいウイルスは、前の波のウイルスを乗り越えて増えていった（図1－3、1－9）。
③波が進むたびに、感染力が強くなった。それは、波の高さがどんどん高くなることから一目で分かる（図8－1）。

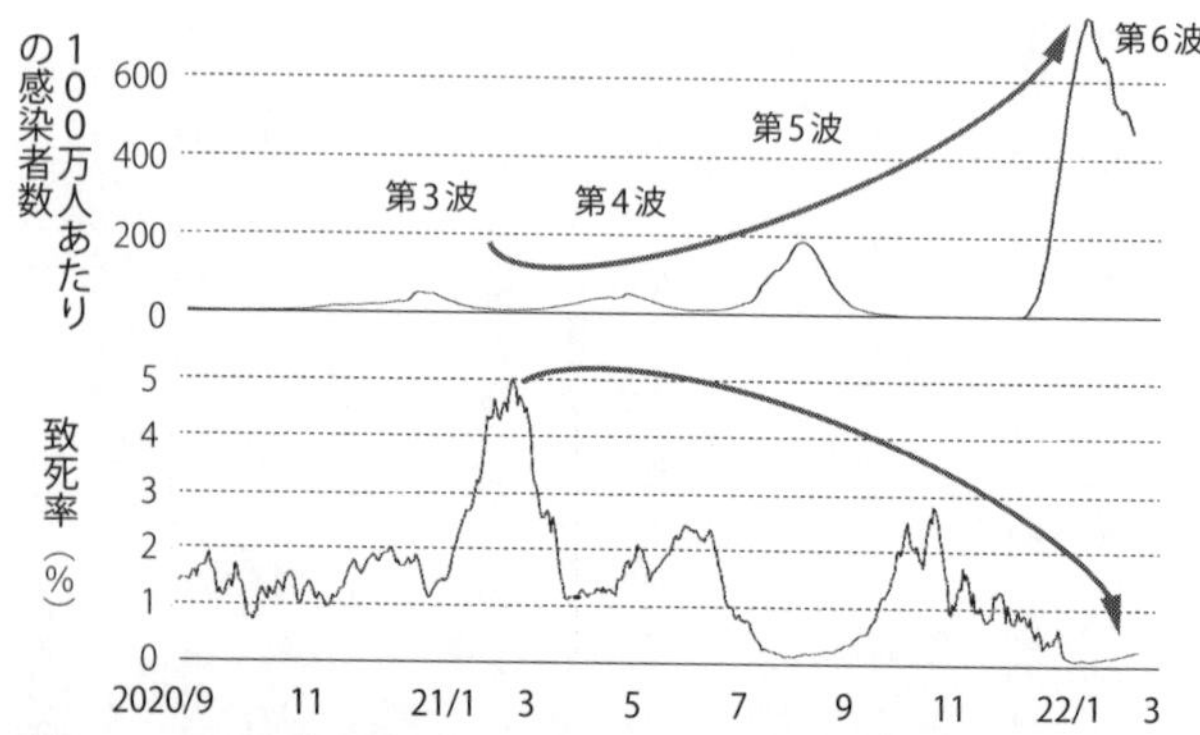

図8−1　第3波から第6波までの人口100万人あたり感染者数（上）と致死率（下、%）の推移

感染者数が増加して、致死率が下がった（資料：Our world in data）

④致死率は、波が進むたびに減っていった。第3波の致死率4・94%から第6波のオミクロン株の0・13%へと低下していった（図8－1）。

⑤重症化、致死率は60歳を境に大きく変わる。重症化し、死亡に至るのは60歳以上。60歳以下は、重症化することはほとんどない。CoV－2は、まるで、高齢化社会を補正しようとしているように思える。

感染力が増加し、致死率が低下するという経過は、図8－1にはっきりと示されている。これはウイルスが生存し続けるためには、頭のよい戦略である。ウイルスがホストを重症化させると、寝込んでしまったり、死んでしまったりするので、ウイルスは人に感染させることができなくなるからである。

変異は中立であり、われわれの思惑などと関係なく、でたらめに起こるであろう。しかし、でたらめに起こった変異のなかから残りうるのは、人間に感染し、感染を広げる能力をもったウイルスだけである。とすれば、勝利者は限られてくる。感染力が強いウイルス、言い換えれば、スパイクタンパクの変異により確実に感染するウイルスが第一の候補になる。ワクチンから逃れるように抗原性を変えるウイルスも強力な候補であろう。もし、第7波が来るとしたら、それは、オミクロン株以上に感染力が強いかもしれない。それは必ずしも、オミクロン株から派生した亜株とは限らない。

病原性の強いウイルスは、その特性だけでは次の候補にはならないであろう。しかし、感染力の上昇に伴って、病原性も強くなったウイルスが出てくる可能性は否定できない。

さまざまな可能性が考えられるが、実際にあり得るシナリオは、それほど多くない。チャーチルの言葉にあやかって考えてみよう。

3つのシナリオ

1942年11月4日、エジプトのエル・アラメインの戦いで、モントゴメリー将軍の率いるイギリス軍は、「砂漠の鬼将軍」（日本版映画のタイトル。原題はDesert Fox）と言われたロンメル将軍のドイツ軍を打ち破った。11月10日の下院昼食会におけるチャーチル首相の演説は、今日に至るまで名演説として語り継がれている。[2]

これは終わりではない。終わりの始まりでもない。多分、始まりの終わりだろう。(Now this is not the end. It is not even the beginning of the end. But it is, perhaps, the end of the beginning.)

チャーチルの言葉を借りれば、次の3つのシナリオがあるだろう。

- シナリオ1　終わりの始まり
- シナリオ2　始まりの終わり
- シナリオ3　終わりなき始まり

図8－2にそれぞれを模式的に描いた。

シナリオ1　終わりの始まり

移り気なCOVIDとも2年以上付き合ってきた。そろそろ別れ話をしようかと、相手が

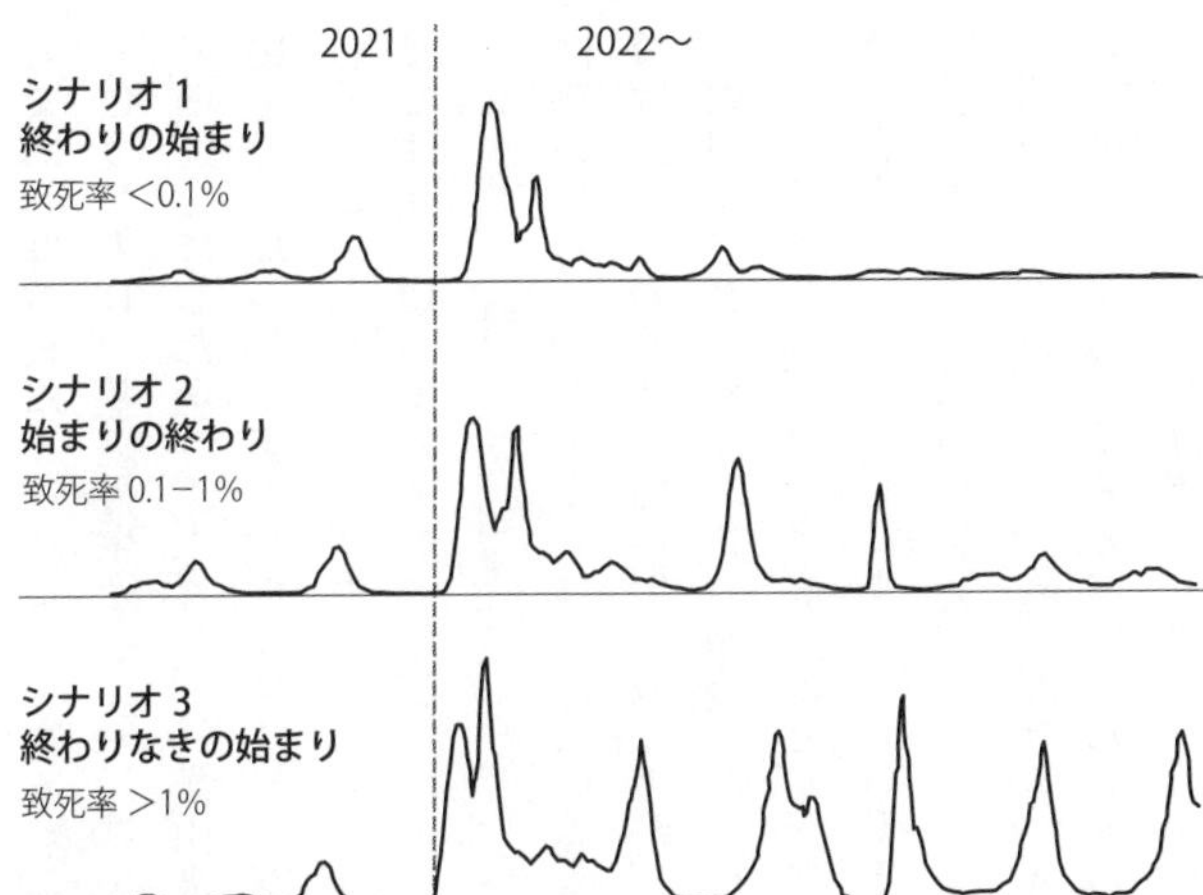

図8−2　「終わりの始まり」「始まりの終わり」「終わりなき始まり」の模式図（著者原図）

シナリオ 1「終わりの始まり」（可能性大）：
第 6 波の後も感染の小さな山が続くであろう。致死率0.1%以下。全体としては収束に向かう。「夢のワクチン」にも期待

シナリオ 2「始まりの終わり」（可能性あり）：
これまでと同じように、年数回の「波」が押し寄せる。感染力は強いが、致死率も 1 %以下。人々は COVID を気にしなくなる

シナリオ 3「終わりなき始まり」（可能性低い）：
感染力、致死率が共に高い変異が繰り返される。先を見通せず、医療は崩壊する。高齢化社会も崩壊を余儀なくされる

人であれば考えたくなるころである。「終わりの始まり」だ。

COVIDの基礎再生産数（R0）は、第4波、第5波、第6波とギリシャ語アルファベットの進行にしたがって上昇し、武漢由来のCoV-2ウイルスの2・5からオミクロン株の10までになった。まるで別のウイルスだ。R0が10以上の感染症には麻疹があるが、そこまで行くとはにわかに信じがたい。しかし、その一方で致死率は減少し、第3波の5%から第6波では0・13%まで下がった。

しかし、「終わりの始まり」といっても、オミクロン株でコロナ禍が終わるという意味ではない。ちょっと増えては消えていくような小さな波、あるいは、オミクロン株並みの高さではあるものの病原性の弱い波などが、繰り返す可能性がある。

歓迎すべき可能性が2つある。ひとつはウイルスのもつ修復遺伝子に変異が入り、第5波のときのように、感染者数がほとんど無視してよいレベルまで下がることである。このときは、SARSが消滅したようにCOVIDも消滅する可能性がある。この可能性は、がん研究者であった（過去形に注意）私にとっては、非常に分かりやすい。

もうひとつは、将来の変異ウイルスも含めて、感染と重症化を止めるような「夢のワクチン」ができる場合である。何カ月おきのブースターを打たなくとも済むような持続性のあるワクチンができれば申し分ない。第4章で述べたように、この可能性は、SARS感染者の抗体分析から実現するかもしれない。期待したい。

シナリオ2　始まりの終わり

「始まりの終わり」とは、これまでの経験と苦労を繰り返すという意味である。新しい変異ウイルスが次々に出てくる。ギリシャ文字アルファベットも最後のオメガ（Ω、ω）までまだ9文字も残っているのだ。ワクチンはすぐに効かなくなるので、そのたびにブースターを打たなければならない。集団免疫も成立しない。病原性はそれほど高くないかもしれないが、これまで同様、CoV-2に振り回されることには変わりないであろう。

世界のどこかで新しい変異ウイルスが生まれ、どんなに水際作戦を厳重にしても流入することは避けられない。オミクロン株のあとも、それまでと同じように、何回も波を繰り返すことになる。その場合、オミクロン株は「始まりの終わり」となる（図8-2シナリオ2）。「始まりの終わり」となると、1年に数回感染の波を繰り返しながら、何年も同じような状況が続くかもしれない。人々はそれに耐えられるであろうか。経済は破綻するのではなかろうか。おそらく、すでにその傾向が出ているように、若い人々は重症化しないことをよいことに、何の制限もなしに生活を楽しみ、毎日少なからぬ人が亡くなっても、気にしなくなるであろう。われわれ高齢者は、そのような考え方、生き方もパンデミックを生き延びるひとつの知恵として、受け入れるほかない。それでも、高齢者を含めリスクの高い人に対して徹底した予防策をすれば、深刻な事態にならず乗り切れるかもしれない。

シナリオ3　終わりなき始まり

オミクロン株のあとに、より強力な、オミクロン株並みの感染力と、デルタ株並みかそれ以上の病原性をもつような変異ウイルスが繰り返し出現したら、目も当てられないことになるであろう（図8-2シナリオ3）。医療は破壊し、それを補う経済基盤もなくなる。正直、一番考えたくないシナリオである。しかし、その可能性を否定することはできない。

どうあれ、人類が破滅にまで至ることはないだろう。理屈ではなく、事実として、人類はこれまで多くの感染症を乗り切ってきたのだ。それを可能にしたのは、人口のなかに必ず一定数存在する、特定の感染症に抵抗性をもつ人たちである。

そして、このわずか2年間で、科学者たちは10種に上るワクチンを開発し、病気を抑える薬を開発した。人々も、自らを守る知恵をもっている。「夢のワクチン」もいつか開発されるであろう。大変な状態であるが、必ずや乗り越えられる。

インフルエンザにどこまで近づけるか

	COVID-19 （2021）	比較	インフルエンザ （2017/18）
感染者数	1,492,900	<<10倍	14,580,000
死亡者数	14,900	>>4.5倍	3,300
致死率	1% （オミクロン：0.13%）	>>50倍	0.01−0.052%
ワクチン	95%有効 ブースター	>>	50%有効 毎年接種
薬物治療	モルヌピラビル パクスロビド モノクローナル抗体 レムデシビル デキサメタゾン	＝	タミフル リレンザ イナビル ゾフルーザ ラピアクタ
診断	PCR　抗原検査	＝	抗原検査
後遺症	あり		なし
感染症予防法	第２類		第５類

表8-1　COVIDとインフルエンザの比較
致死率が下がれば、COVIDはほぼインフルエンザ並みになる

ＣＯＶＩＤのベンチマークとしてインフルエンザを挙げることが多い。どちらもウイルスによる呼吸器病であり、流行様式も、ワクチンと治療薬の開発状況も似ている。

ＣＯＶＩＤをインフルエンザと比べてみよう（表８-１）。日本のＣＯＶＩＤによる感染者は１５０万人。そのうち１万５０００人が死亡しているから、致死率は１％である。オミクロン株だけを取れば、致死率は０・13％になる。

それに対して、インフルエンザの２０１７〜18年期の冬の間の感染者は１４６０万人。ＣＯＶＩＤの10倍である。しかし、死亡者は３３００人、致死率に直すと０・02％である。致死率はＣＯＶＩＤが50倍も高いことになる。オミクロン株の致死率０・13％と比較すると、

差は6～7倍まで低くなる。

ＣＯＶＩＤとインフルエンザのワクチンの効果を比較すると、ＣＯＶＩＤワクチンの方がはるかに優れている。mＲＮＡワクチンの有効率は95％、それに対してインフルエンザワクチンの有効率は50％くらいと言われている（表8－1）。その上、接種率も大分違う。ＣＯＶＩＤの85％に対して、インフルエンザは50・3％（2019年）である。ＣＯＶＩＤワクチンは、ブースターを入れると少なくとも年に3回は打たねばならないが、インフルエンザワクチンは年に1回である。

薬で比較すると、インフルエンザには有名なタミフルのほか、いくつも内服薬がそろっている。ＣＯＶＩＤにも抗体薬、初期の経口薬、重症になったときの治療薬がある。検査システムもＣＯＶＩＤの方がそろっている。

このように見てくると、ＣＯＶＩＤはインフルエンザに大分近づいてきたのが分かる。一番の問題である致死率を下げることができれば、ＣＯＶＩＤはそれほど怖い病気ではなくなるはずだ。60歳以下のＣＯＶＩＤの致死率はすでに0・1％以下である。インフルエンザとほとんど同じといってもよい。

インフルエンザに近づいたといっても、ＣＯＶＩＤの方がはるかにやっかいな相手であることには変わりない。第一に、後遺症の問題がある。和歌山県の調査によると、感染者の半数弱が後遺症を訴えている。[3] 加えて、ウイルス自身も変異を繰り返し、感染力が強くなり、ワクチンは効かなくなる。患者にとっても医療者にとっても、ストレスの多い相手であるのは間違いない。

感染症法の二類か五類かよりも「P類」を

コロナ禍をめぐる議論のひとつに、感染症法上の分類についての議論がある。COVIDを感染症法上の二類（SARSと同じレベル）から五類（インフルエンザレベル）に引き下げるべきという主張がなされている。私は、CoV-2が、これからも変異を繰り返すことを考えれば、五類に移すのは慎重であるべきと考える。

それよりも、私は、「P類」（パンデミック類）を新たに立てるべきだと思っている。パンデミックとなると、国内問題だけでなく、国際的にさまざまな制約が生じる。サイエンスとしても、SARS（二類）かインフルエンザ（五類）かという二択では済まされないような問題がたくさん起こってくる。WHOがパンデミックを宣言したときには、日本に入ってきているかどうかにかかわらず、「P類」に指定する方が、実際上の対応がとりやすいであろう。

コロナ危機のゆくえ

チャーチルの言葉を引用し、上述のように、３つのシナリオを描いた。それぞれの可能性はどのくらいであろうか。私の考えでは、次のようになるであろう。

シナリオ１　終わりの始まり：一番可能性が高い（very likely）
シナリオ２　始まりの終わり：可能性が高い（likely）
シナリオ３　終わりなき始まり：可能性は小さい（possible）

いずれにしても、コロナ禍がすぐに終わることはないだろう。低い波か高い波かは分からないが、繰り返しながら、収斂していくことになるのではないだろうか。

ＣｏＶ‐２が地球上から消え去り、ＣＯＶＩＤ患者がひとりもいなくなる「ゼロコロナ」があり得ないことだけは保証できる。中国が進めている「ゼロコロナ戦略」は、物事を確率的、相対的に考えることができないことを示唆している。絶対思考ゆえの発想であろう。

これからも大事なこと10カ条

「終わりの始まり」の可能性が一番高いにしても、ウイルスは消えるわけではない。これまでと同じように、社会が、そしてひとりひとりが、感染を防ぐための対策を取ることが大切である。何が必要か。改めてリストにしてみよう。

①ワクチン義務化：ワクチンは「シートベルト」だと第4章に書いた。道路交通法によって、全席着用が義務になっている。そして、われわれは、それを当然のことだと受け入れて守っている。ワクチンも同じだ。ブースター接種のときは、8カ月の間をおくという根拠のはっきりしない制限を設けたため、高齢者の死亡が増えた可能性がある。厚労省には、過去の失敗を学んでほしい。

②行動変容：マスクをする。大声で騒がない。換気をよくする。人混みを避ける。できるだけ外出しない、などの基本的な注意事項を守ることは、感染が続いている限り、重要である。

③高齢者対策：高齢者の致死率が高い傾向は、パンデミックの最初から一貫している。特に、オミクロン株では、若い人の感染が増加し、高齢者が家庭内感染した。高齢者対策として、高齢者本人と介護施設従事者への感染対策が非常に重要である。

④ハイリスク対策：持病をもっている人など、ハイリスク者への対策も、高齢者と並んで、重要である。

⑤検査体制：感染を早く検出するのは、感染症対策の原点である。感染者が減ってきたとしても、検査に制限を設けず、どこでも受けられるようにする。

⑥病院対策：これまでの6つの波を通して、きちんと入院できた人は10％に届かなかった。第7章で指摘したように、医療逼迫は、わが国の医療システムの根本的な問題に根ざしている。この機会に考え直すべきである。

⑦ワクチンと薬の開発：パンデミック下では、ワクチン、治療薬、検査薬などの国際的な獲得競走が激しくなる。国産の開発を急ぐべきである。

⑧コロナ医療のための資源を十分な量備蓄する：第6波のときのように、検査ができなくなったせいで、「みなしコロナ」のような国際的にも恥ずかしい診断を出さなくても済むよ

うにするべきである。

⑨ゲノム解析：これからもいつどこで変異ウイルスが出現するか分からない。ゲノム解析により、常にモニターすることが大事である。

⑩新たな変異ウイルスを出さない。変異は、身体のなかでしか起こらない。世界的規模で考えた場合、豊かな国がワクチンを独り占めして、貧しい国に行き渡らないような状態を続けていると、いつか、豊かな国にもお返しが来ることになるであろう。WHOがワクチンの偏りを是正すべく努力しているのはこのためである。

CoV-2はなくならない

チャーチルの演説には次の文章が出てくる。[2]

われわれは新しい経験をしたのだ。われわれは勝利を得た。それも、驚くべき、そして確実な勝利を得たのだ。兵士たちのヘルメットは明るく輝き、われわれの心は温められ、喜びで満たされた（Now, however, we have a new experience. We have victory – a remarkable and definite victory. The bright gleam has caught the helmets of our soldiers, and warmed and cheered all our hearts.)

しかし、コロナに関しては、「驚くべき、そして確実な勝利」を得ることは不可能であろう。なぜなら、CoV-2というウイルスは、今後何世紀にもわたってわれわれの世界から消えることはないと思われるからだ。インフルエンザや風邪のようなウイルスになったとしても消え去ることはないだろう。そして、われわれは、いつ戻ってくるか分からないウイルス、あるいは新たなパンデミックとなるウイルスに対して、備えをしておかねばならない。

コロナが解決し、元どおりの生活の日がいつか来るであろう。しかしそのとき、「何をコロナ前に戻したいのか、何をコロナ前に戻したくないのか」をよく考えなければならない。そうでなければ、われわれがこの数年間苦労し、学んだことが水泡に帰することになるからである。

2 ベスト・プラクティス7、ワースト・プラクティス7

コロナ危機は終わりに向かっているにしても、すぐに終わるわけではないであろう。われわれわれは、ＣｏＶ－２を再燃させないためにも、これまでのコロナ対応から教訓を学ばなければならない。この２年間、政府はさまざまな政策を作り、専門家たちはそれに助言し、医療従事者は使命感から最大限の努力をしてきた。そして一般市民もまた、自粛し、我慢し、協力してきた。それでも建設的な批判は必要である。イギリスでは、国会が超党派で自国のコロナ対策を厳しく検証した。[4]しかし、わが国の政府、官僚と専門家たちは、間違えるはずはないという「無謬性神話」に守られ、検証をする気もなく、間違っていたのか正しかったのか、本人たちにも分からないまま、漫然と政策を進めている。

コロナ禍のなかで浮き上がってきた問題のなかには、実は、日本の制度が内包している根深い問題がある。医療逼迫は、われわれが優れていると信じていた日本の医療制度の弱点を明らかにした。官僚主義、縦割り主義、スピード感の欠如は、以前から言われていたことではあるが、コロナ対策では致命的といってもよいほどの問題を起こした。ＧＯ ＴＯキャンペーンに代表されるように、サイエンスを無視して、性急に経済対策を優先する政治家がいた。総じていえば、地方自治体の長の方が、現場を任せられている責任感から、真面目にコロナ禍と向きあい、自ら分析を進めていた。

本書の締めくくりに、独断と偏見を恐れず、私自身による検証結果を正直に書いてみたい。一貫しているのは、エビデンスと論理性を重視するサイエンティストとしての立場である。

本書のまとめとしても読んでほしい。まず、良かったと思うこと7項目から始めよう。

ベスト・プラクティス7

素晴らしかったのは、コロナ対策に真摯に向かい合った人たちである。われわれは、本当にそのような方々に感謝したいと思う。

（1）国民

国民はみんな我慢強かった。そして、きちんとルールを守った。言われなくともマスクをし、不必要な外出を控えた。幸いなことに、日本では、マスクの着用、ワクチンの接種をめぐって、国民の間に大きな分断はなかった。国民が、ワクチンも含め、感染予防の基本を共有していたことが、感染を低いレベルに抑え、死者を多く出さなかったことにつながった。

（2）医療・介護スタッフ

ベッドが足りない。医療スタッフが足りない。検査ができない、入院もできない。そのような状況にあって、医療・介護スタッフは本当によく頑張った。防御服で身を固め、呼吸がしにくいN95マスクをつけ、手袋、フェイスカバーで露出部を覆い、一旦着たら簡単には着替えられないためオムツまでして、感染者のために働く人たちには、感謝のほかない。

（3）公務員

感染症の具体的対策のほとんどは、都道府県知事の仕事である。つまり、コロナ感染対策で実際に動くのは、地方公務員なのだ。現場を担当する保健所の職員には感謝したい。ワクチン接種の準備も大変だったに違いない。集団接種を可能にした自衛隊の方にも、お礼を言いたい。

（4）全国知事会

この2年間を通じて、コロナ危機に一番積極的に対処したのは、全国知事会ではなかろうか。自治体の長は感染症対策の現場総監督に位置づけられているだけに、非常によく勉強し、COVIDを理解しようとした。政府に対しても、的確に問題点を指摘していたし、専門家会議にも遠慮なく意見を言った。

（5）エッセンシャルワーカー

医療、教育、交通、流通、販売、食堂、銀行、警察、消防など、社会のインフラを支えるこの人たちなしには、われわれの社会生活は成立しないことに改めて気がついた。特に、緊急事態宣言のなか、われわれが落ち着いていられたのは、食料が安定して供給されていたことがある。生産現場の方々、流通を担った運転手、スーパーのレジに至るすべての関係者の方に感謝しなければならない。

(6) 学生

本来であれば、友達と遊ぶなかで社会性を身につけるはずの子供たち、キャンパスで友人と将来の夢を語り合うはずの大学生たちまで家に閉じ込められ、パソコンの画面の仕切りのなかに友人たちの顔を見いだし、満足するほかなかった。よく我慢してくれた。

(7) オンライン会議

コロナ禍で、リアルタイム、双方向性のオンライン会議ができたのは幸いであった。全国、あるいは世界中から集まる会議は、出席率が向上し、会議費の節約にもなった。オンライン会議は、同時にわれわれの仕事の在り方、生活様式を変えるきっかけになった。

(特別賞) 大谷翔平

2年も続くパンデミックで、われわれは楽しみを奪われ、狭いマイホーム・ステイで、ストレスを抱えていた。そんな暗い気分を一掃してくれたのが、大谷翔平の活躍であった。彼がホームランを打ち、三振を取り、走るたびに、われわれは、コロナを忘れることができた。彼のスマイルは、われわれに感染した。

ワースト・プラクティス7

みんなよくがんばったが、問題は、むしろ、一般国民よりも指導者層に多かった。以下、私が問題と思うことを7項目選んだ。

（1）GO TOキャンペーン

政治家が目先の利益、それも自分の関与している利益のために行った政策である。尾身会長は、それに利用された。その代償は感染拡大であり、国民の税金の無駄遣いであった。その意味で、ワースト・プラクティスの第1位に推薦する。岸田首相は、2022年4月にも再開すると言っているが、これまで旅行に飢えていた国民は、補助もおまけがなくとも「GO TO」する。貴重な予算は、もっと別な対策に使うべきである。

（2）医療逼迫

コロナウイルスは、隠れていた医療の問題を浮き彫りにした。医療逼迫は起こるべくして起こったと言える。軽症、中等症Ⅰまでの感染者を収容するための「野戦病院」を作り、中等症Ⅱ以上の感染者に対応する病院を用意するなどの先見性のある対策がとれていたら、医療逼迫はかなり抑えられていたであろう。

（3）PCR検査

厚労省は不思議な役所である。感染症に対処するにあたって、その一番の基礎となるPCR検査を信頼せず、筋違いの反対をした。最初の2年間のPCR軽視政策の影響は根深い。いまだに、わが国の検査数は世界134位である[5]（2022年3月15日現在）。オミクロン株の第6波のときには、検査が間に合わず、「検査なし、臨床症状で診断」という恥ずかしい指針を出した。PCR検査軽視の影響は、診断だけではなく、医療全体に大きな悪影響を残した。

（4）ワクチンの遅れ

日本は、ワクチン開発に2年半以上遅れ、第1回の接種も遅れ、今度はブースター接種でも、G7はもとより、OECD38ヵ国でも圧倒的に遅い国になった。厚労省は、「8ヵ月の間隔をおく」という、根拠に基づかない指針に固執したため、ブースターが遅れ、第6波では多くの高齢者が犠牲となった。

（5）リスクコミュニケーション

オミクロン対策に関する、尾身会長のリスクコミュニケーションは、非常にまずかった。「ステイホームなんて意味がない」という趣旨の発言により、それまで専門家と市民の間にあったコンセンサスを乱暴にも壊してしまった。私には「専門家会議なんて意味がない」というようにも聞こえた。危機的な状況下でのコミュニケーションでは、事実に基づいて、冷静かつ確実に問題と対処法を伝えなければならない。恐怖を与えることなく、混乱に導くこともなく、市民の理解を得なければならない。

（6）専門家の「未必の故意」

「未必の故意」は分かりにくい法律用語であるが、分かりやすく言うと「PCR検査をしなかったら、感染を見逃すことになるかもしれないけれど、まあ別にいいや」という心境が、「未必の故意」である。専門家会議の「未必の故意」的行動を指摘しておこう。

・ワクチン接種に積極的に関わらなかった：ワクチン審査の遅れにも何も言わず、ブースター接種は2回目接種から8カ月空けるという方針になったとき、「8カ月に根拠はない、早くすべきだ」とも言わなかった。

・医療体制の問題に積極的に関わらなかった：入院病床が不足し、自宅療養中に死亡する人が出ても、問題の分析もせず、何も政府に進言しなかった。

・PCR検査抑制の片棒を担いだ：専門家会議は厚労省のPCR抑制策に追従し、キャパがないのだから仕方がないと言い訳して、PCR検査を増やそうともせず、それがわれわれのポリシーとまで言った。

・GO TOキャンペーンに加担した：菅前首相の「専門家が問題ないと言っている」という弁明に対して、専門家会議は抗議せず、それどころか、尾身会長は「新幹線では感染しない。旅行自体が感染を起こすことはない」と言った。さらに付言すれば、専門家会議は公衆衛生の専門家に偏りすぎていた。ウイルスの分子生物学、ゲノム解析、医療制度の専門家も含めるべきであった。社会科学系の専門家の参加も遅すぎた。

(7) 政府と官僚の縦割り行政と無謬性神話

中央官僚は縄張り意識が強く、縦割りの弊害が目立った。たとえば、ゲノム解析のような基本分析でも、厚労省はほかの省に感染者の資料を渡すことを嫌がり、大学とコンソーシアムを作って解析を広げようともしなかった。さらに、政府と官僚は、たとえ間違いを犯しても、「無謬性神話」によって守られている。PCR対策は間違いでしたと、厚労省と専門家会議には言ってほしい。菅前首相にも、GO TOは早まりましたくらいのことは言ってほしい。

おわりに

現在進行中の大事件を書くのは難しい。この本を書きはじめたときは、デルタ株系統のAY.29による第5波の最中であった。その波が収まった静かな時間にワクチンのことを書いた。しかし、予想もしなかったオミクロン株が入ってきて、急激に棒グラフが伸び出した。その行き先を見届けないわけにはいかず、締め切りを何回も延ばしてもらった。

2020年12月刊行の前著『新型コロナの科学――パンデミック、そして共生の未来へ』では、ワクチンについて、「再校時の追記」に2ページ書いただけであった。そのためもあり、この本ではワクチンに4章分を当てている。特にmRNAワクチンの開発は、わくわくするような物語である。

正直に言って、われわれは日本の医療制度には満足している。医療費は安いし、救急車も無料だ。紹介状さえあれば、どの病院でもきちんとした医療が受けられる。ところが、コロナ禍により、満足していた医療が脆弱な存在であることがばれてしまった。そのいくつもの要因を第6章で分析した。一言で言えば、余裕がないのである。少ない医師で過剰な患者を診なければならず、ベッドを常に埋めていないと赤字で潰れてしまうような医療制度だったのだ。「野戦病院」「コロナ病院」のような臨時施設がないことが、医療の逼迫を招いた。心筋梗塞、大動脈解離のような緊急の病気でありながら、治療を受けられずに亡くなった方も、コロナの犠牲者である。

すべての人が考えているのは、「いつになったらコロナが終わるのか」という問いである。終章の前半をこの問題に当てたが、感染の波を繰り返す変異に対して、正確に予言することなど基本的に不可能である。しかし、2年間にわたる分析から得られたひとつの結論は「終わりの始まり」であった。この後も、波がいくつか押し寄せてくるにしても、2023年春までには実質的に終わるのではないだろうか。そうあってほしいと願っている。

COVIDは、年齢依存的な死亡リスクを隠すことなくわれわれに突きつけている。60歳を境に致死率がこんなに違うとは、高齢者のひとりとして恐ろしくなった。リスクの高い人への予防対策を徹底することによって、ウイルスと共に生きるほかないのではなかろうか。

◇　◇　◇

私自身は、感染症に伝統のある研究所で長年研究をしてきたが、専門はがん細胞の研究である。このため、COVIDの本を書くに当たっては、前書と同じように、多くの人に教えを乞うた。特に、共著者といってもよいほど貢献していただいた方々のお名前を最初に示したい。第1章の変異ウイルスゲノムについては、国立遺伝学研究所の井ノ上逸朗教授、村上善則東大医科研前所長、阿部貴志新潟大学教授に教えていただいた。ワクチン（第2章〜第5章）については、東大医科研の石井健教授に3時間にわたる講義を受けた上、さらに原稿を読んでいただいた。治療薬（第6章）については、センスはあるが知識と技術のない「経験なき医師団」の一員である私は、現実にCOVID患者の治療に当たっている大森亭荘原病院呼吸器内科部長に原稿を読んでいただき、内容を確認してもらった。その上、コロナ病棟日誌まで書いてもらった。医療制度の原稿（第7章）は、自治医科大学学長の永井良三教授とのメール討論により完成した。

井村伸正北里大学名誉教授には、若き日のシュード・ウリジンの合成のエピソードを話していただいた。黒木亜紀（昭和大学腎臓内科講師、長女）は、いくつもの問題についてコメントをくれた。弘前大学医学部麻酔科の廣田和美教授には、COVID患者の術後死亡リスクについて教えていただいた。医療制度について、高見元敞市立豊中病院元病院長に読んでいただいた。木口薫テキサス大学元教授には、アメリカの制度について教えていただいた。池田和彦先生（青梅すえひろ苑施設長）については、歌集『疫の時代に』（砂子屋書房、202

1）から5首の短歌を引用させていただいた。その上、パスツール研究所、精神科病院の問題について教えていただいた。それ以外の短歌（俳句、川柳）は、朝日歌壇（俳壇、川柳）からの引用である。また、近畿中央呼吸器センターの倉原優先生には、『新型コロナ病棟ナース戦記』（メディカ出版）からの引用をお許しいただいた。

COVIDの最新情報について常に意見を交換しあった日本学術振興会の宇川彰先生、日本学士院院長の井村裕夫先生、政策研究大学院大学名誉教授の黒川清先生、激励の電話とメールをたびたびいただいた21世紀構想研究会理事長の馬場錬成氏、前書から引き続き担当していただいた中公新書編集部の楊木文祥氏にも感謝したい。2冊目ともなると、お互いの理解も進み、オミクロン株にあわせた締め切り延長なども、スムーズに了解していただいた。

最後に、京都大学iPS細胞研究財団理事長の山中伸弥先生に感謝したい。先生には前著の推薦文を書いていただいたが、本書にもご推薦をいただいた。その上、私のブログを「山中伸弥による新型コロナ情報発信」で紹介していただいている。今後の進展については、同サイトを参考にしていただければ幸いである。

以上のように、本当にたくさんの人にお世話になり、この本ができあがった。記して感謝したい。人のつながりの大事さを、改めて認識した。

心配なのは、1年後にもまたコロナの本を書かねばならないことである。この辺で最後にしたいものである。

2022年3月15日

黒木登志夫

い事情」東洋経済オンライン：https://toyokeizai.net/articles/-/452449
17. 枝松佑樹ほか（2021. 12. 17）「空床補償「もらいすぎかも…」 慢性赤字の病院、コロナで黒字化」朝日新聞：https://digital.asahi.com/articles/DA3S15145456.html
18. 倉原優（2021. 12）『新型コロナ病棟ナース戦記――最前線の現場で起きていたこと』メディカ出版

終　章

1. パオロ・ジョルダーノ著、飯田亮介訳（2020. 4）『コロナの時代の僕ら』早川書房
2. THE BRIGHT GLEAM OF VICTORY, International Churchill Society：https://winstonchurchill.org/resources/speeches/1941-1945-war-leader/the-bright-gleam-of-victory/
3. 和歌山県（2020. 11）新型コロナウイルス感染症の後遺症等のアンケート調査の結果について：https://www.pref.wakayama.lg.jp/prefg/041200/d00203179_d/fil/kouhyou5.pdf
4. UK Parliament（2021. 10. 12）Coronavirus: lessons learned to date report published：https://committees.parliament.uk/committee/81/health-and-social-care-committee/news/157991/coronavirus-lessons-learned-to-date-report-published/
5. COVID Live - Coronavirus Statistics, *Worldometer*：https://www.worldometers.info/coronavirus/

第７章

１．厚生労働省（2022.4.8）「厚生統計要覧（令和２年度）第２編　保健衛生　第２章　医療」：https://www.mhlw.go.jp/toukei/youran/indexyk_2_2.html
２．公益社団法人日本医師会（2021. 1. 20）「病床数の国際比較」：https://www.med.or.jp/dl-med/teireikaiken/20210120_1.pdf
３．Health Statistics, OECD：https://www.oecd.org/els/health-systems/health-statistics.htm
４．厚生労働省（2020. 9. 29）「令和元（2019）年医療施設（動態）調査・病院報告の概況 結果の概要Ⅰ　医療施設調査」：https://www.mhlw.go.jp/toukei/saikin/hw/iryosd/19/dl/02sisetu01.pdf
５．倉持仁（2021. 10）『倉持仁の「コロナ戦記」――早期診断で重症化させない医療で患者を救い続けた闘う臨床医の記録』泉町書房
６．猪飼周平（2010. 4）『病院の世紀の理論――日本の医療を理論的・歴史的に解明する』有斐閣
７．宇沢弘文（2000. 11）『社会的共通資本』岩波新書
８．松浦新（2021. 8. 23）「「コロナ病床５％」旧国立・社保庁197病院への疑問」東洋経済オンライン：https://toyokeizai.net/articles/-/450095
９．黒木登志夫（2009. 3）『落下傘学長奮闘記』中公新書ラクレ
10．大石佳能子監修、小松大介著（2015. 10）『病院経営の教科書――数値と事例で見る中小病院の生き残り戦略』日本医事新報社
11．東田勉（2020. 10. 15）「日本には精神科の入院ベッド数が多い　日本の精神科医療が諸外国と異なる理由」We 介護：https://kaigo.ten-navi.com/article/50
12．Relias Media (2005. 6. 1) Reader Question: It's best to not reserve capacity, refuse transfers：https://www.reliasmedia.com/articles/88083-reader-question-it-s-best-to-not-reserve-capacity-refuse-transfers
13．片山ゆき（2018. 11. 5）「救急車は有料です。――中国・北京市での料金設定は？」ニッセイ基礎研究所：https://www.nli-research.co.jp/report/detail/id=60038?pno=1&site=nli
14．「東京都 新型コロナウイルス感染症検査陽性者の状況」東京都オープンソースデータカタログサイト：https://catalog.data.metro.tokyo.lg.jp/dataset/t000010d0000000089/resource/54996023-7255-45c5-b5b0-60458d874715
15．山本恭介（2022. 1. 21）「看護師派遣解禁、臨時医療施設も　感染急拡大受け、特例で」朝日新聞：https://digital.asahi.com/articles/DA3S15178903.html
16．辰濃哲郎（2021. 9. 2）「東京に「野戦病院」が絶対必要なのに進まな

— Final Report, *NEJM*：https://www.nejm.org/doi/full/10.1056/NEJMoa2007764

19. WHO (2020. 11. 20) WHO recommends against the use of remdesivir in COVID-19 patients：https://www.who.int/news-room/feature-stories/detail/who-recommends-against-the-use-of-remdesivir-in-covid-19-patients#:~:text=WHO%20has%20issued%20a%20conditional%20recommendation%20against%20the,a%20living%20guideline%20on%20clinical%20care%20for%20COVID-19.
20. RC Group et al. (2021. 2. 25) Dexamethasone in Hospitalized Patients with Covid-19, *NEJM*：https://www.nejm.org/doi/full/10.1056/NEJMoa2021436
21. J. Stone et al. (2020. 12. 10) Efficacy of Tocilizumab in Patients Hospitalized with Covid-19, *NEJM*：https://www.nejm.org/doi/full/10.1056/NEJMoa2028836?query=WB
22. A. Gordon et al. (2021. 1. 7) Interleukin-6 Receptor Antagonists in Critically Ill Patients with Covid-19 – Preliminary report, *medRxiv*：https://www.medrxiv.org/content/10.1101/2021.01.07.21249390v1
23. K. Wu (2021. 1. 8) 2 Arthritis Drugs Reduce Deaths in Very Ill Covid Patients, Study Finds, *The New York Times*：https://www.nytimes.com/2021/01/08/health/covid-arthritis-drugs-reduced-deaths.html
24. 市野塊（2022. 3. 15)「アビガン治験、打ち切り　オミクロン株で「検証困難」」朝日新聞：https://digital.asahi.com/articles/DA3S15233388.html?iref=pc_ss_date_article
25. C. Zimmer (2021. 1. 30) How the Search for Covid-19 Treatments Faltered While Vaccines Sped Ahead, *The New York Times*：https://www.nytimes.com/2021/01/30/health/covid-drugs-antivirals.html?action=click&module=Spotlight&pgtype=Homepage
26. E. Mega (2020. 10. 20) Latin America's embrace of an unproven COVID treatment is hindering drug trials, *nature*：https://www.nature.com/articles/d41586-020-02958-2
27. 大村智編著（2021. 12)『イベルメクチン――新型コロナ治療の救世主になり得るのか』河出新書
28. B. Gonzalez (2022. 3. 3) Ivermectin for COVID-19: real-time meta analysis of 81 studies：https://ivmmeta.com/
29. G. Reis et al, (2022. 3. 30) Effect of early treatment with ivermectin among patients with Covid-19, *NEJM*：https://www.nejm.org/doi/full/10.1056/NEJMoa2115869#:~:text=Conclusions,early%20diagnosis%20of%20Covid%2D19.

7. REGENERON (2021. 1. 12) REGENERON ANNOUNCES U.S. GOVERNMENT AGREEMENT TO PURCHASE ADDITIONAL COVID-19 ANTIBODY COCKTAIL DOSES：https://investor.regeneron.com/index.php/news-releases/news-release-details/regeneron-announces-us-government-agreement-purchase-additional
8. A. Gupta et al. (2021. 11. 18) Early Treatment for Covid-19 with SARS-CoV-2 Neutralizing Antibody Sotrovimab, *NEJM*：https://www.nejm.org/doi/full/10.1056/NEJMoa2107934
9. R. Service et al. (2021. 10. 1) 'Unquestionably a game changer!' Antiviral pill cuts COVID-19 hospitalization risk, *Science*：https://www.science.org/content/article/unquestionably-game-changer-antiviral-pill-cuts-covid-19-hospitalization-risk?utm_campaign=news_daily_2021-10-04&et_rid=35098056&et_cid=3944239
10. R. Service (2021. 10. 1) A CALL TO ARMS, *Science*：https://www.science.org/content/article/researchers-race-develop-antiviral-weapons-fight-pandemic-coronavirus
11. A. Bernal (2022. 2. 10) Molnupiravir for Oral Treatment of Covid-19 in Nonhospitalized Patients, *NEJM*：https://www.nejm.org/doi/full/10.1056/NEJMoa2116044
12. M. Spencer et al. (2021. 12. 23) France cancels order for Merck' s COVID-19 antiviral drug, *Reuters*：https://www.reuters.com/world/europe/france-cancels-order-mercks-covid-19-antiviral-drug-2021-12-22/
13. ClinicalTrials.gov (2021. 7. 13) EPIC-HR: Study of Oral PF-07321332/Ritonavir Compared With Placebo in Nonhospitalized High Risk Adults With COVID-19：https://clinicaltrials.gov/ct2/show/NCT04960202
14. R. Robbins (2021. 11. 5) Pfizer Says Its Antiviral Pill Is Highly Effective in Treating Covid, *The New York Times*：https://www.nytimes.com/2021/11/05/health/pfizer-covid-pill.html
15. S. Nolen et al. (2021. 11. 5) Pfizer Will Allow Its Covid Pill to Be Made and Sold Cheaply in Poor Countries, *The New York Times*：https://www.nytimes.com/2021/11/16/health/covid-pill-pfizer.html
16. K. Kupferschmidt et al. (2020. 3. 22) WHO launches global megatrial of the four most promising coronavirus treatments, *Science*：https://www.science.org/content/article/who-launches-global-megatrial-four-most-promising-coronavirus-treatments
17. M. Holshue et al. (2020. 3. 5) First Case of 2019 Novel Coronavirus in the United States, *NEJM*：https://www.nejm.org/doi/full/10.1056/NEJMoa2001191
18. J. Beigel et al. (2020. 11. 5) Remdesivir for the Treatment of Covid-19

fiasco, *Paris Match*：https://www.parismatch.com/Actu/Sante/Covid19-Vaccin-Pasteur-l-histoire-secrete-d-un-fiasco-1727481
16. 厚生労働省（2022. 2. 5）「開発状況について」：https://www.mhlw.go.jp/stf/seisakunitsuite/bunya/0000121431_00223.html
17. ジョー・ミラー／エズレム・テュレジ／ウール・シャヒン著、柴田さとみ／山田文／山田美明訳（2021. 12）『mRNA ワクチンの衝撃――コロナ制圧と医療の未来』早川書房
18. 酒井博司（2021. 10. 7）「IMD「世界競争力年鑑2021」からみる日本の競争力　第1回：結果概観」三菱総合研究所：https://www.mri.co.jp/knowledge/insight/20211007.html
19. PMDA（2020. 6. 22）「COVID-19ワクチン開発に関する世界規制当局ワークショップ #2」：https://www.pmda.go.jp/int-activities/int-harmony/icmra/0011.html

第6章

1. NIH (2021. 8. 7) Coronavirus Disease 2019 (COVID-19) Treatment Guidelines：https://files.covid19treatmentguidelines.nih.gov/guidelines/archive/covid19treatmentguidelines-07-08-2021.pdf
2. C. Zimmer et al. Coronavirus Drug and Treatment Tracker, The New York Times：https://www.nytimes.com/interactive/2020/science/coronavirus-drugs-treatments.html
3. Globe Newswire (2021. 4. 12) Phase III prevention trial showed subcutaneous administration of investigational antibody cocktail casirivimab and imdevimab reduced risk of symptomatic COVID-19 infections by 81%, *Street Insider*：http://www.streetinsider.com/Globe+Newswire/Phase+III+prevention+trial+showed+subcutaneous+administration+of+investigational+antibody+cocktail+casirivimab+and+imdevimab+reduced+risk+of+symptomatic+COVID-19+infections+by+81%25/18246472.html
4. FDA (2020. 11. 21) Coronavirus (COVID-19) Update: FDA Authorizes Monoclonal Antibodies for Treatment of COVID-19：https://www.fda.gov/news-events/press-announcements/coronavirus-covid-19-update-fda-authorizes-monoclonal-antibodies-treatment-covid-19
5. 玉城日向子（2021. 10. 6）「活用進むカクテル療法　投与95.2%の改善報告の一方　重篤な副反応のリスクも」沖縄タイムス：https://www.okinawatimes.co.jp/articles/-/842408
6. 朝日新聞アピタル（2021. 10. 14）「抗体カクテル「1回31万円で50万回分調達」　菅前首相明かす」：https://digital.asahi.com/articles/ASPBG4VZVPBGULBJ00C.html

4. 第26回厚生科学審議会予防接種・ワクチン分科会（2021. 11. 15）「新型コロナワクチンの接種について」：https://www.mhlw.go.jp/content/10601000/000872545.pdf
5. Auffrischungsimpfung, Bundesministerium für Gesundheit：https://www.zusammengegencorona.de/impfen/aufklaerung-zum-impftermin/auffrischungsimpfung/
6. The Times Of Israel (2021. 8. 29) Israel widens 3rd COVID booster shot to those aged 12 and over, *The Times Of Israel*：https://www.timesofisrael.com/israel-offers-covid-booster-shot-to-all-eligible-for-vaccine/
7. Government of Canada (2021. 9. 28) NACI rapid response: Booster dose in long-term care residents and seniors living in other congregate settings：https://www.canada.ca/en/public-health/services/immunization/national-advisory-committee-on-immunization-naci/statement-september-28-2021-booster-dose-long-term-care-residents-seniors-living-other-congregate-settings.html
8. AP (2021. 9. 1) France starts giving COVID booster jabs to its elderly and vulnerable, *Euronews*：https://www.euronews.com/2021/09/01/france-starts-giving-covid-booster-jabs-to-its-elderly-and-vulnerable
9. NHS (2021. 9. 16) NHS begins COVID-19 booster vaccination campaign：https://www.england.nhs.uk/2021/09/nhs-begins-covid-19-booster-vaccination-campaign/
10. FDA (2021. 9. 22) FDA Authorizes Booster Dose of Pfizer-BioNTech COVID-19 Vaccine for Certain Populations：https://www.fda.gov/news-events/press-announcements/fda-authorizes-booster-dose-pfizer-biontech-covid-19-vaccine-certain-populations
11. GOV.UK (2021. 11. 30) All adults to be offered COVID-19 boosters by end of January：https://www.gov.uk/government/news/all-adults-to-be-offered-covid-19-boosters-by-end-of-january
12. GOV.UK (2021. 9. 30) COVID-19 vaccine weekly surveillance reports (weeks 39 to 11, 2021 to 2022)：https://www.gov.uk/government/publications/covid-19-vaccine-weekly-surveillance-reports
13. 河野太郎（2022. 2. 5 PM10:49）：https://twitter.com/konotarogomame/status/1489959271986974724?s=21
14. Institut Pasteur (2021. 1. 25) COVID-19: PROGRESS UPDATE ON THE INSTITUT PASTEUR'S SCIENTIFIC RESPONSE AND VACCINE CANDIDATE RESEARCH PROGRAMS：https://www.pasteur.fr/en/research-journal/press-documents/covid-19-progress-update-institut-pasteur-s-scientific-response-and-vaccine-candidate-research
15. E. Lanez (2021. 3. 6) Covid19 - Vaccin Pasteur, l' histoire secrète d'un

com/robert-f-kennedy-jr-vaccines-covid-dr-fauci-i-read-science-1572688

37. アンデシュ・ハンセン著、久山葉子訳（2020. 11）『スマホ脳』新潮新書

38. The COVID-19 infodemic, WHO：https://www.who.int/health-topics/infodemic/the-covid-19-infodemic#tab=tab_1

39. フェイク・バスターズ 新型コロナワクチンと誤情報 取材班（2021. 8. 10）「"ワクチンで不妊" のデマ なぜ拡散し続けているのか」NHK NEWS WEB：https://www3.nhk.or.jp/news/html/20210810/k10013192071000.html

40. L. Zauche et al. (2021. 10. 14) Receipt of mRNA Covid-19 Vaccines and Risk of Spontaneous Abortion, *NEJM*：https://www.nejm.org/doi/full/10.1056/NEJMc2113891?query=featured_home

41. T. Shimabukuro et al. (2021. 6. 17) Preliminary Findings of mRNA Covid-19 Vaccine Safety in Pregnant Persons, *NEJM*：https://www.nejm.org/doi/full/10.1056/NEJMoa2104983

42. こびナビ：https://covnavi.jp/

43. 宮坂昌之（2021. 8）『新型コロナワクチン　本当の「真実」』講談社現代新書

44. R. Kuznia et al. (2021. 10. 20) They take an oath to do no harm, but these doctors are spreading misinformation about the Covid vaccine, *CNN*：https://edition.cnn.com/2021/10/19/us/doctors-covid-vaccine-misinformation-invs/index.html

45. 秋山肇（2021. 3. 23）「公衆衛生の保持や生命権は個人の自由に優先する——新型コロナ感染症対策を憲法の視点から分析」：https://www.tsukuba.ac.jp/journal/pdf/210323akiyama.pdf

46. D. Ackerman (2020. 5. 27) Before face masks, Americans went to war against seat belts, *Business Insider*：https://www.businessinsider.com/when-americans-went-to-war-against-seat-belts-2020-5

第5章

1. PMDA ワクチン等審査部（2020. 9. 2）「新型コロナウイルス（SARS-CoV-2）ワクチンの評価に関する考え方」：https://www.pmda.go.jp/files/000236327.pdf

2. F. Polack et al. (2020. 12. 31) Safety and Efficacy of the BNT162b2 mRNA Covid-19 Vaccine, *NEJM*：https://www.nejm.org/doi/full/10.1056/NEJMoa2034577?query=WB

3. 厚生労働省（2021. 11. 15）「第26回厚生科学審議会予防接種・ワクチン分科会　議事録」：https://www.mhlw.go.jp/stf/newpage_22597.html

report-2021-05-17.html?CDC_AA_refVal=https%3A%2F%2Fwww.cdc.gov%2Fvaccines%2Facip%2Fwork-groups-vast%2Ftechnical-report-2021-05-17.html
25. 第 66 回厚生科学審議会予防接種・ワクチン分科会副反応検討部会、令和３年度第15回薬事・食品衛生審議会薬事分科会医薬品等安全対策部会安全対策調査会（2021. 8. 4）「新型コロナワクチン接種後の死亡として報告された事例の概要（コミナティ筋注、ファイザー株式会社）」：https://www.mhlw.go.jp/content/10601000/000816282.pdf
26. 黒木登志夫（2020. 12）『新型コロナの科学――パンデミック、そして共生の未来へ』中公新書
27. K. Fiore (2021. 8. 24) ADE Is Still Not a Problem With COVID Vaccines, *MEDPAGE TODAY*：https://www.medpagetoday.com/special-reports/exclusives/94190
28. Health Desk (2021. 5. 25) Are COVID-19 vaccines causing antibody-dependent enhancement?, *Health Desk*：https://health-desk.org/articles/are-covid-19-vaccines-causing-antibody-dependent-enhancement
29. ジョー・ミラー／エズレム・テュレジ／ウール・シャヒン著、柴田さとみ／山田文／山田美明訳（2021. 12）『mRNA ワクチンの衝撃――コロナ制圧と医療の未来』早川書房
30. 第17回厚生科学審議会予防接種・ワクチン分科会（2020. 10. 2）「ワクチンの有効性・安全性と副反応のとらえ方について」：https://www.mhlw.go.jp/content/10601000/000680224.pdf
31. 小板橋俊哉ほか（2021. 3. 18）「ワクチンの有効性・安全性と副反応のとらえ方について」：https://anesth.or.jp/img/upload/ckeditor/files/COVID-19感染既往患者の待機手術再開時期に関する提言.pdf
32. A. Figueiredo et al. (2020. 9. 10) Mapping global trends in vaccine confidence and investigating barriers to vaccine uptake: a large-scale retrospective temporal modelling study, *The Lancet*：https://www.thelancet.com/journals/lancet/article/PIIS0140-6736(20)31558-0/fulltext
33. H. Larson (2018. 10. 18) The biggest pandemic risk? Viral misinformation, *nature*：https://media.nature.com/original/magazine-assets/d41586-018-07034-4/d41586-018-07034-4.pdf
34. S. Vanderslott et al. (2015.7) Vaccination, *Our World in Data*：https://ourworldindata.org/vaccination#vaccine-innovation
35. 黒木登志夫（2016. 4）『研究不正――科学者の捏造、改竄、盗用』中公新書
36. S. Brill et al. (2021. 1. 3) Robert F. Kennedy Jr. on Vaccines, COVID and Dr. Fauci: 'I Read the Science', *Newsweek*：https://www.newsweek.

部会安全対策調査会（2021. 10. 1）「新型コロナワクチン接種後のアナフィラキシー疑いとして製造販売業者から報告された事例の概要（コミナティ筋注、ファイザー株式会社）」：https://www.mhlw.go.jp/content/10601000/000838223.pdf

15. Use of COVID-19 Vaccines in the United States, CDC：https://www.cdc.gov/vaccines/covid-19/clinical-considerations/covid-19-vaccines-us.html?CDC_AA_refVal=https%3A%2F%2Fwww.cdc.gov%2Fvaccines%2Fcovid-19%2Finfo-by-product%2Fclinical-considerations.html
16. K. Kupferschmidt et al. (2021. 3. 27) rare clotting disorder may cloud the world's hopes for AstraZeneca's COVID-19 vaccine, *Science*：https://www.science.org/content/article/rare-clotting-disorder-may-cloud-worlds-hopes-astrazenecas-covid-19-vaccine
17. H. Ledford著、藤山与一訳（2021. 10. 1）「COVIDワクチンと血栓症：これまでに分かったこと」*nature*ダイジェスト：https://www.natureasia.com/ja-jp/ndigest/v18/n10/COVIDワクチンと血栓症：これまでに分かったこと/109461
18. A. Greinacher et al. (2021. 6. 3) Thrombotic Thrombocytopenia after ChAdOx1 nCov-19 Vaccination, *NEJM*：https://www.nejm.org/doi/10.1056/NEJMoa2104840
19. K. Muir et al. (2021. 5. 20) Thrombotic Thrombocytopenia after Ad26.COV2.S Vaccination, *NEJM*：https://www.nejm.org/doi/full/10.1056/NEJMc2105869
20. K. Kupferschmidt et al. (2021. 3. 27) Race to find COVID-19 treatments accelerates, *Science*：https://www.science.org/doi/abs/10.1126/science.367.6485.1412?_ga=2.220580440.1540982001.1587656620-1338637886.1585589136
21. EMA (2021. 2. 18) Vaxzevria (previously COVID-19 Vaccine AstraZeneca)：https://www.ema.europa.eu/en/medicines/human/EPAR/vaxzevria-previously-covid-19-vaccine-astrazeneca
22. G. Vogel et al. (2021. 6. 1) Israel reports link between rare cases of heart inflammation and COVID-19 vaccination in young men, *Science*：https://www.science.org/content/article/israel-reports-link-between-rare-cases-heart-inflammation-and-covid-19-vaccination
23. P. Kime (2021. 4. 26) Pentagon Tracking 14 Cases of Heart Inflammation in Troops After COVID-19 Shots, *Military.com*：https://www.military.com/daily-news/2021/04/26/pentagon-tracking-14-cases-of-heart-inflammation-troops-after-covid-19-shots.html
24. CDC (2021. 5. 17) COVID-19 VaST Work Group Report – May 17, 2021：https://www.cdc.gov/vaccines/acip/work-groups-vast/

coronavirus
3. K. Murphy et al. (2016. 3) *Janeway's Immunobiology*, Garland Science
4. CDC (2021. 9. 17) Monitoring Incidence of COVID-19 Cases, Hospitalizations, and Deaths, by Vaccination Status — 13 U.S. Jurisdictions, April 4–July 17, 2021：https://www.cdc.gov/mmwr/volumes/70/wr/mm7037e1.htm?s_cid=mm7037e1_w
5. UK Health Security Agency (2021.9.30) COVID-19 vaccine weekly surveillance reports (weeks 39 to 11, 2021 to 2022)：https://www.gov.uk/government/publications/covid-19-vaccine-weekly-surveillance-reports
6. Drees (2021. 1. 28) Le variant Omicron concerne actuellement la majorité des décès hospitaliers avec Covid-19：https://drees.solidarites-sante.gouv.fr/sites/default/files/2022-01/2022-01-28 - Appariements sivic-sidep-vacsi Drees.pdf
7. S. Mallapaty (2022. 2. 16) COVID reinfections surge during Omicron onslaught, *nature*：https://www.nature.com/articles/d41586-022-00438-3
8. E. Browne (2022. 2. 22) Stealth BA.2 Omicron Variant Can Reinfect People Who Had BA.1, Study Finds, *Newsweek*：https://www.newsweek.com/stealth-ba-2-omicron-covid-variant-ba-1-reinfect-study-1681315
9. J. Cohen (2021. 4. 15) THE DREAM VACCINE, *Science*：https://www.science.org/content/article/vaccines-can-protect-against-many-coronaviruses-could-prevent-another-pandemic?_ga=2.87824539.2015219226.1631085712-19151154.1630650089
10. C. Tan et al. (2021. 4. 15) Pan-Sarbecovirus Neutralizing Antibodies in BNT162b2-Immunized SARS-CoV-1 Survivors, *NEJM*：https://www.nejm.org/doi/full/10.1056/NEJMoa2108453
11. 厚生労働省「新型コロナワクチンの初回接種後の健康状況調査」：https://www.mhlw.go.jp/stf/seisakunitsuite/bunya/vaccine_kenkoujoukyoutyousa.html
12. K. Maeda et al. (2021. 7. 30) Correlates of Neutralizing/SARS-CoV-2-S1-binding Antibody Response with Adverse Effects and Immune Kinetics in BNT162b2-Vaccinated Individuals, *medRxiv*：https://pubmed.ncbi.nlm.nih.gov/34373860/
13. 千葉大学医学部附属病院 (2021.6.3)「新型コロナワクチン接種者1,774名のほぼ全員で抗体価上昇」：https://nishiogi-ent.com/wp-content/uploads/2021/09/c6d191a944c4a63b36cbbe4fa23918c0.pdf
14. 第69回厚生科学審議会予防接種・ワクチン分科会副反応検討部会、令和３年度第 18 回薬事・食品衛生審議会薬事分科会医薬品等安全対策

coronavirus-covid-19-update-fda-advisory-committee-meeting-discuss-request-authorization-pfizer

30. M. Richtel (2022. 2. 6) Omicron's surge helped clarify the Pfizer vaccine's efficacy in young children, a company board member says., *The New York Times* : https://www.nytimes.com/2022/02/06/health/pfizer-kids-vaccine-omicron.html
31. N. Dagan (2021. 4. 15) BNT162b2 mRNA Covid-19 Vaccine in a Nationwide Mass Vaccination Setting, *NEJM* : https://www.nejm.org/doi/full/10.1056/NEJMoa2101765?query=featured_home
32. M. Voysey et al. (2020. 12. 8) Safety and efficacy of the ChAdOx1 nCoV-19 vaccine (AZD1222) against SARS-CoV-2: an interim analysis of four randomised controlled trials in Brazil, South Africa, and the UK, *The Lancet* : https://www.thelancet.com/journals/lancet/article/PIIS0140-6736(20)32661-1/fulltext#%20
33. J. Cohen (2021. 1. 29) One-dose COVID-19 vaccine offers solid protection against severe disease, *Science* : https://www.science.org/content/article/one-dose-covid-19-vaccine-offers-solid-protection-against-severe-disease
34. D. Logunov et al. (2021. 2. 2) Safety and efficacy of an rAd26 and rAd5 vector-based heterologous prime-boost COVID-19 vaccine: an interim analysis of a randomised controlled phase 3 trial in Russia, *The Lancet* : https://www.thelancet.com/action/showPdf?pii=S0140-6736%2821%2900234-8
35. C. Zimmer et al. Coronavirus Vaccine Tracker, *The New York Times* : https://www.nytimes.com/interactive/2020/science/coronavirus-vaccine-tracker.html
36. J. Murray (2020. 11. 23) Oxford Covid vaccine hit 90% success rate thanks to dosing error, *The Guardian* : https://www.theguardian.com/uk-news/2020/nov/23/oxford-covid-vaccine-hit-90-success-rate-thanks-to-dosing-error

第4章

1. K. Vanshylla (2021. 6. 9) Kinetics and correlates of the neutralizing antibody response to SARS-CoV-2 infection in humans, *Cell Host & Microbe* : https://www.cell.com/action/showPdf?pii=S1931-3128%2821%2900191-8
2. E. Levin (2021. 12. 9) Waning Immune Humoral Response to BNT162b2 Covid-19 Vaccine over 6 Months, *NEJM* : https://www.nejm.org/doi/full/10.1056/NEJMoa2114583?query=featured_

18. Pfizer (2021. 11. 2) Pfizer Pipeline：https://cdn.pfizer.com/pfizercom/product-pipeline/Pipeline_Update_02NOV2021_0.pdf?O__qN4hjHQZFHAJ.XE6WkwTmPzww.9_E
19. E. Cott et al. (2021. 4. 28) How Pfizer Makes Its Covid-19 Vaccine, *The New York Times*：https://www.nytimes.com/interactive/2021/health/pfizer-coronavirus-vaccine.html
20. E. Walsh et al. (2020. 12. 17) Safety and Immunogenicity of Two RNA-Based Covid-19 Vaccine Candidates, *NEJM*：https://www.nejm.org/doi/full/10.1056/NEJMoa2027906
21. K. Thomas (2020. 9. 30) All Eyes Are on Pfizer as Trump Pushes for Vaccine by October, *The New York Times*：https://www.nytimes.com/2020/09/30/health/pfizer-covid-vaccine.html
22. P. Appelbaum et al. (2020. 9. 25) Letter to Pfizer：https://aboutblaw.com/TnB
23. Pfizer (2020. 11. 9) Pfizer and BioNTech Announce Vaccine Candidate Against COVID-19 Achieved Success in First Interim Analysis from Phase 3 Study：https://www.pfizer.com/news/press-release/press-release-detail/pfizer-and-biontech-announce-vaccine-candidate-against
24. F. Polack et al. (2020. 12. 31) Safety and Efficacy of the BNT162b2 mRNA Covid-19 Vaccine, *NEJM*：https://www.nejm.org/doi/full/10.1056/NEJMoa2034577?query=WB
25. J. Cohen (2020. 12. 22) Makers of successful COVID-19 vaccines wrestle with options for placebo recipients, *Science*：https://www.science.org/content/article/makers-successful-covid-19-vaccine-wrestle-options-many-thousands-who-received-placebos?utm_campaign=news_daily_2020-12-28&et_rid=35098056&et_cid=3613183
26. CDC (2022. 1. 11) COVID-19 Vaccines for Children and Teens：https://www.cdc.gov/coronavirus/2019-ncov/vaccines/recommendations/children-teens.html
27. A. Hause et al. (2022. 1. 11) COVID-19 Vaccine Safety in Adolescents Aged 12–17 Years — United States, December 14, 2020–July 16, 2021：https://www.cdc.gov/mmwr/volumes/70/wr/mm7031e1.htm
28. E. Walter et al. (2022.1.6) Evaluation of the BNT162b2 Covid-19 Vaccine in Children 5 to 11 Years of Age, *NEJM*：https://www.nejm.org/doi/full/10.1056/NEJMoa2116298
29. FDA (2022. 2. 1) Coronavirus (COVID-19) Update: FDA Advisory Committee Meeting to Discuss Request for Authorization of Pfizer-BioNTech COVID-19 Vaccine for Children 6 Months Through 4 Years of Age：https://www.fda.gov/news-events/press-announcements/

6. 友清雄太（2021. 4. 13）「なぜ日本はワクチン開発に出遅れたのか？連載・東大のワクチン開発の現状を追う① mRNA ワクチン開発と研究環境」東大新聞オンライン：https://www.todaishimbun.org/covid_19_vaccine_20210414/
7. 森耕一（2021. 4 .5）「〈新型コロナ〉国産ワクチン、3年前に治験直前で頓挫　東大・石井教授「日本は長年、研究軽視」のツケ今に」東京新聞：https://www.tokyo-np.co.jp/article/95790
8. K. Karikó et al. (2005. 8. 23) Suppression of RNA recognition by Toll-like receptors: the impact of nucleoside modification and the evolutionary origin of RNA, *Immunity*：https://pubmed.ncbi.nlm.nih.gov/16111635/
9. K. Karikó et al. (2008. 11. 16) Incorporation of pseudouridine into mRNA yields superior nonimmunogenic vector with increased translational capacity and biological stability, *Molecular Therapy journals*：https://pubmed.ncbi.nlm.nih.gov/18797453/
10. ヤマサ醤油株式会社医薬・化成品事業部「mRNA 合成用原料のシュードウリジン」：https://www.yamasa.com/biochem/business/20211012.html
11. T. Vaski (2021. 1. 14) Daughter of Hungarian Coronavirus Vaccine Scientist is US Olympic Gold Medalist, *Hungary Today*：https://hungarytoday.hu/us-hungarian-olympic-gold-medalist-zsuzsanna-francia-katalin-kariko-daughter/
12. W. Isaacson (2021. 11. 11) mRNA Technology Gave Us the First COVID-19 Vaccines. It Could Also Upend the Drug Industry, *TIME*：https://time.com/magazine/south-pacific/5928499/january-18th-2021-vol-197-no-1-europe-middle-east-and-africa-asia-south-pacific/
13. 黒木登志夫（2020. 12）『新型コロナの科学――パンデミック、そして共生の未来へ』中公新書
14. B. Hubert (2020. 12. 25) *Reverse Engineering the source code of the BioNTech/Pfizer SARS-CoV-2 Vaccine*：https://berthub.eu/articles/posts/reverse-engineering-source-code-of-the-biontech-pfizer-vaccine/
15. E. Dolgin (2021. 9. 14) The tangled history of mRNA vaccines, *nature*：https://www.nature.com/articles/d41586-021-02483-w
16. N. Vardi 著、小林さゆり／S.K.Y. パブリッシング／石井節子編訳（2021. 11. 16）「「忘れられた英雄」コロナワクチン開発者の苦闘」フォーブス・ジャパン：https://forbesjapan.com/articles/detail/44356
17. P. Krugman (2021. 3. 18) Vaccines: A Very European Disaster, *The New York Times*：https://www.nytimes.com/2021/03/18/opinion/coronavirus-vaccine-europe.html

ASP7G23PTP7FUHBI03C.html

第２章

１. 宮入烈監修（2021）「よぼうせっしゅのはなし」一般社団法人日本ワクチン産業協会：http://www.wakutin.or.jp/popular/pdf/vaccination2021_j.pdf
２. S. Ochmann et al.（2017.11.9）Polio, *Our World in Data*：https://ourworldindata.org/polio?country=
３. ジョー・ミラー／エズレム・テュレジ／ウール・シャヒン著、柴田さとみ／山田文／山田美明訳（2021.12）『mRNA ワクチンの衝撃——コロナ制圧と医療の未来』早川書房
4. Coronavirus（COVID-19）Vaccinations, *Our World in Data*：https://ourworldindata.org/covid-vaccinations
5. M. Netea et al.（2016. 4. 22）Trained immunity: A program of innate immune memory in health and disease, *Science*：https://www.science.org/doi/10.1126/science.aaf1098
6. 黒木登志夫（2020. 12）『新型コロナの科学——パンデミック、そして共生の未来へ』中公新書
7. 厚生労働省（2021. 11. 18）「緊急時の薬事承認の在り方について」：https://www.mhlw.go.jp/content/11121000/000856077.pdf

第３章

１. G. Kolata（2021. 4. 8）Kati Kariko Helped Shield the World From the Coronavirus, *The New York Times*：https://www.nytimes.com/2021/04/08/health/coronavirus-mrna-kariko.html
２. D. Gelles（2020. 11. 10）The Husband-and-Wife Team Behind the Leading Vaccine to Solve Covid-19, *The New York Times*：https://www.nytimes.com/2020/11/10/business/biontech-covid-vaccine.html
３. D. Garde（2020. 11. 10）The story of mRNA: How a once-dismissed idea became a leading technology in the Covid vaccine race, *STAT*：https://www.statnews.com/2020/11/10/the-story-of-mrna-how-a-once-dismissed-idea-became-a-leading-technology-in-the-covid-vaccine-race/
４. K. Thomas et al.（2020. 11. 9）Pfizer's Early Data Shows Vaccine Is More Than 90% Effective, *The New York Times*：https://www.nytimes.com/2020/11/09/health/covid-vaccine-pfizer.html
５. ジョー・ミラー／エズレム・テュレジ／ウール・シャヒン著、柴田さとみ／山田文／山田美明訳（2021. 12）『mRNA ワクチンの衝撃——コロナ制圧と医療の未来』早川書房

いた国内のオミクロン株感染症例に関する暫定的な潜伏期間、家庭内二次感染率、感染経路に関する疫学情報（2022年1月10日現在）」：https://www.niid.go.jp/niid/ja/2019-ncov/2559-cfeir/10901-covid19-04.html

26. C. Zimmer et al. (2022. 1. 3) Omicron: What We Know About the Covid Variant, *The New York Times*：https://www.nytimes.com/article/omicron-coronavirus-variant.html
27. 橋本佳子（2022. 2. 17）「「オミクロン株による死亡、第5波よりも大と予測」西浦京大教授」m3.com：https://www.m3.com/news/open/iryoishin/1016816/?pageFrom=tw
28. L. Yu et al. (2022. 3. 16) Neutralization of the SARS-Cov-2 Omicron BA.1 and BA.2 variants, *NEJM*：https://www.nejm.org/doi/full/10.1056/NEJMc2201849
29. C. Zimmer (2022. 3. 18) Stealth omicron is stealthy no more: What known about the BA.2 variant, *The New York Times*：https://www.nytimes.com/article/omicron-variant-ba2.html
30. K. Kupferschmidt (2021. 12. 1) Where did 'weird' Omicron come from?, *Science*：https://www.science.org/content/article/where-did-weird-omicron-come?utm_campaign=news_daily_2021-12-02&et_rid=35098056&et_cid=4019530
31. 共同通信（2020. 7. 16）「尾身氏、旅行自体は感染起こさず」西日本新聞：https://www.nishinippon.co.jp/item/o/626730/
32. 日本経済新聞（2020. 11. 10）「GoToトラベル利用者、コロナ感染131人　官房長官」：https://www.nikkei.com/article/DGXMZO66049050Q0A111C2PP8000/
33. 西浦博（2020. 11. 22）「「GoToトラベル」と感染拡大の因果関係について考える」m3.com：https://www.m3.com/news/open/iryoishin/845371?category=
34. 朝日新聞（2021. 1. 23）「（天声人語）プランB」：https://digital.asahi.com/articles/DA3S14773967.html
35. M. Majendie (2021. 5. 26) Barring Armageddon, the Tokyo Olympics will go ahead, says IOC committee member Dick Pound, *Evening Standard*：https://www.standard.co.uk/sport/sport-olympics/tokyo-armageddon-olympic-games-ioc-dick-pound-b937254.html
36. S. Jenkins (2021. 5. 5) Japan should cut its losses and tell the IOC to take its Olympic pillage somewhere else, *The Washington Post*：https://www.washingtonpost.com/sports/2021/05/05/japan-ioc-olympic-contract/
37. 疋田多揚（2021. 7. 14）「東京五輪「反対」、28カ国で57%　米仏など世論調査」朝日新聞デジタル：https://digital.asahi.com/articles/

New Sub-lineage of SARS-CoV-2 Delta Variant with C5239T and T5514C Mutations, *medRxiv*：https://www.medrxiv.org/content/10.1101/2021.09.20.21263869v2

14. L. Eckerle et al. (2010. 5. 6) Infidelity of SARS-CoV Nsp14-Exonuclease Mutant Virus Replication Is Revealed by Complete Genome Sequencing, *PLOS Pathogens*：https://journals.plos.org/plospathogens/article?id=10.1371/journal.ppat.1000896
15. E. Smith et al. (2013. 12. 5) Coronaviruses as DNA Wannabes: A New Model for the Regulation of RNA Virus Replication Fidelity, *PLOS Pathogens*：https://journals.plos.org/plospathogens/article?id=10.1371/journal.ppat.1003760
16. WHO (2021. 11. 26) Classification of Omicron (B.1.1.529): SARS-CoV-2 Variant of Concern：https://www.who.int/news/item/26-11-2021-classification-of-omicron-(b.1.1.529)-sars-cov-2-variant-of-concern
17. J. Corum et al. (2022.3.11) Tracking Omicron and Other Coronavirus Variants, *The New York Times*：https://www.nytimes.com/interactive/2021/health/coronavirus-variant-tracker.html
18. B.1.1 decendant associated with Southern Africa with high number of Spike mutations, GitHub：https://github.com/cov-lineages/pango-designation/issues/343
19. N. Ferguson et al. (2021. 12. 16) Report 49: Growth, population distribution and immune escape of Omicron in England：https://www.imperial.ac.uk/media/imperial-college/medicine/mrc-gida/2021-12-16-COVID19-Report-49.pdf
20. Drees (2022. 1. 28) Le variant Omicron concerne actuellement la majorité des décès hospitaliers avec Covid-19：https://drees.solidarites-sante.gouv.fr/sites/default/files/2022-01/2022-01-28%20-%20Appariements%20sivic-sidep-vacsi%20Drees.pdf
21. T. Burki (2021. 12. 17) Omicron variant and booster COVID-19 vaccines, *The Lancet Respiratory Medicine*：https://www.thelancet.com/journals/lanres/article/PIIS2213-2600(21)00559-2/fulltext
22. M. Kozlov (2022. 1. 5) Omicron's feeble attack on the lungs could make it less dangerous, *nature*：https://www.nature.com/articles/d41586-022-00007-8
23. K. McMahan et al. (2022. 1. 3) Reduced Pathogenicity of the SARS-CoV-2 Omicron Variant in Hamsters, *bioRxiv*：https://www.biorxiv.org/content/10.1101/2022.01.02.474743v1.full
24. 「データからわかる 新型コロナウイルス感染症情報」厚生労働省：https://covid19.mhlw.go.jp/
25. 国立感染研（2022. 1. 13）「実地疫学調査により得られた情報に基づ

引用資料

＊URL は2022年３月時点で有効なものを記載
＊出典の年月日は基本的に初出を示す。アップデートの日付は省略

第１章

1. 厚生労働省新型コロナウイルス感染症対策推進本部（2022. 2. 16）「新型コロナウイルス感染症（変異株）への対応」：https://www.mhlw.go.jp/content/10900000/000898611.pdf
2. Lineage List：https://cov-lineages.org/lineage_list.html
3. Tracking SARS-CoV-2 variants：https://www.who.int/en/activities/tracking-SARS-CoV-2-variants/
4. Oliver Pybus (2022. 3) Pango Lineage Nomenclature: provisional rules for naming recombinant lineages, *Virological*：https://virological.org/t/pango-lineage-nomenclature-provisional-rules-for-naming-recombinant-lineages/657
5. GISAID：https://www.gisaid.org/
6. 黒木登志夫（2021. 7. 14）『コロナウイルス arXiv（29）』：https://shard.toriaez.jp/q1541/976.pdf
7. A. Mandavilli (2021. 7. 30) C.D.C. Internal Report Calls Delta Variant as Contagious as Chickenpox, *The New York Times*：https://www.nytimes.com/2021/07/30/health/covid-cdc-delta-masks.html
8. 東大医科研（2020. 11. 12）「現在流行中の SARS-CoV-2 D614G 変異株は、高い増殖効率と感染伝播力を示す」：https://www.ims.u-tokyo.ac.jp/imsut/jp/about/press/page_00047.html
9. A. Saito et al. (2021. 7. 19) SARS-CoV-2 spike P681R mutation, a hallmark of the Delta variant, enhances viral fusogenicity and pathogenicity, *bioRxiv*：https://www.biorxiv.org/content/10.1101/2021.06.17.448820v2
10. 黒木登志夫（2021. 10. 18）『コロナウイルス arXiv（33）』：https://shard.toriaez.jp/q1541/399.pdf
11. 黒木登志夫（2021. 9. 13）『コロナウイルス arXiv（32）』：https://shard.toriaez.jp/q1541/346.pdf
12. 舘田一博、黒木登志夫ほか（2021. 11. 8）「コロナ感染、なぜ急減　専門家に聞く」日本経済新聞：https://www.nikkei.com/article/DGXZQOCD227SS0S1A021C2000000/
13. T. Abe et al. (2021. 9. 23) Genomic Surveillance in Japan of AY.29 — A

人名索引

あ 行

か 行

さ 行

ま 行

た 行

な 行

は 行

さ 行

か 行

事項索引

欧字

あ 行

図表・イラスト作成：朝日メディアインターナショナル
図表作成・ＤＴＰ：市川真樹子

黒木登志夫（くろき・としお）

1936年，東京生まれ．東北大学医学部卒業．1961-2001年，3ヵ国5つの研究拠点でがんの基礎研究を行う（東北大学加齢医学研究所，東京大学医科学研究所，ウィスコンシン大学，WHO国際がん研究機関，昭和大学）．専門英文論文300編以上．2000-2020年，日本癌学会会長，岐阜大学学長，世界トップレベル研究拠点プログラム（WPI）ディレクター，日本学術振興会学術システム研究センター顧問を歴任．

著書『がん細胞の誕生』朝日選書，1983
『科学者のための英文手紙の書き方』（共著）朝倉書店，1984
『がん遺伝子の発見』中公新書，1996
『健康・老化・寿命』中公新書，2007
『落下傘学長奮闘記』中公新書ラクレ，2009
『知的文章とプレゼンテーション』中公新書，2011
『iPS細胞』中公新書，2015
『研究不正』中公新書，2016
『新型コロナの科学』中公新書，2020
『知的文章術入門』岩波新書，2021
ほか

変異（へんい）ウイルスとの闘（たたか）い
——コロナ治療薬（ちりょうやく）とワクチン
中公新書 *2698*

2022年5月25日発行

著　者　黒木登志夫
発行者　松田陽三

本文印刷　三晃印刷
カバー印刷　大熊整美堂
製　　本　小泉製本

発行所　中央公論新社
〒100-8152
東京都千代田区大手町 1-7-1
電話　販売 03-5299-1730
　　　編集 03-5299-1830
URL https://www.chuko.co.jp/

Published by CHUOKORON-SHINSHA，INC.
Printed in Japan　ISBN978-4-12-102698-9 C1247

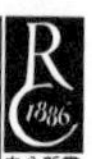

中公新書刊行のことば

一九六二年一一月

いまからちょうど五世紀まえ、グーテンベルクが近代印刷術を発明したとき、書物の大量生産は潜在的可能性を獲得し、いまからちょうど一世紀まえ、世界のおもな文明国で義務教育制度が採用されたとき、書物の大量需要の潜在性が形成された。この二つの潜在性がはげしく現実化したのが現代である。

いまや、書物によって視野を拡大し、変りゆく世界に豊かに対応しようとする強い要求を私たちは抑えることができない。この要求にこたえる義務を、今日の書物は背負っている。だが、その義務は、たんに専門的知識の通俗化をはかることによって果たされるものでもなく、通俗的好奇心にうったえて、いたずらに発行部数の巨大さを誇ることによって果たされるものでもない。現代を真摯に生きようとする読者に、真に知るに価いする知識だけを選びだして提供すること、これが中公新書の最大の目標である。

私たちは、知識として錯覚しているものによってしばしば動かされ、裏切られる。私たちは、作為によってあたえられた知識のうえに生きることがあまりに多く、ゆるぎない事実を通して思索することがあまりにすくない。中公新書が、その一貫した特色として自らに課すものは、この事実のみの持つ無条件の説得力を発揮させることである。現代にあらたな意味を投げかけるべく待機している過去の歴史的事実もまた、中公新書によって数多く発掘されるであろう。

中公新書は、現代を自らの眼で見つめようとする、逞しい知的な読者の活力となることを欲している。

教育・家庭

中公新書

知的戦略・情報

410 取材学　加藤秀俊
136 発想法（改版）　川喜田二郎
210 続・発想法　川喜田二郎
1159 「超」整理法　野口悠紀雄
1222 続「超」整理法・時間編　野口悠紀雄
1662 「超」文章法　野口悠紀雄
2056 日本語作文術　野内良三
624 理科系の作文技術　木下是雄
1216 理科系のための英文作法　杉原厚吉
2480 理科系の読書術　鎌田浩毅
2109 知的文章とプレゼンテーション　黒木登志夫
807 コミュニケーション技術　篠田義明
1636 オーラル・ヒストリー　御厨貴
2263 うわさとは何か　松田美佐
1712 ケータイを持ったサル　正高信男

中公新書

自然・生物

s1

2305 生物多様性　本川達雄
2414 入門！進化生物学　小原嘉明
2433 すごい進化　鈴木紀之
1647 言語の脳科学　酒井邦嘉
2656 本能―遺伝子に刻まれた驚異の知恵　小原嘉明
1709 親指はなぜ太いのか　島泰三
1087 ゾウの時間 ネズミの時間　本川達雄
2419 ウニはすごい バッタもすごい　本川達雄
2677 エビはすごい カニもすごい　矢野勲
877 カラスはどれほど賢いか　唐沢孝一
2485 カラー版 目からウロコの自然観察　唐沢孝一
1860 昆虫―驚異の微小脳　水波誠
2693 カラー版 クモの世界―糸をあやつる8本脚の狩人　浅間茂
2539 カラー版 虫や鳥が見ている世界―紫外線写真が明かす生存戦略　浅間茂
2259 カラー版 スキマの植物図鑑　塚谷裕一

1706 ふしぎの植物学　田中修
1890 雑草のはなし　田中修
2174 植物はすごい　田中修
2328 植物はすごい 七不思議篇　田中修
2491 植物のひみつ　田中修
2644 植物のいのち　田中修
2589 新種の発見　岡西政典
2572 日本の品種はすごい　竹下大学
1769 苔の話　秋山弘之
939 発酵　小泉武夫
2408 醬油・味噌・酢はすごい　小泉武夫
348 水と緑と土（改版）　富山和子
2672 南極の氷に何が起きているか　杉山慎
1922 地震の日本史（増補版）　寒川旭

中公新書

科学・技術

p1

中公新書

現代史

中公新書

医学・医療

q 1